MANUEL ECKARDT

Das 5-Minuten-Body-Anti-Aging-Programm

Das biologische Alter ab sofort senken

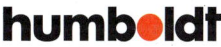

EIN HINWEIS VORAB

Dieses Buch richtet sich an Menschen, die mehr über sich und ihre Gesundheit erfahren möchten. An Menschen, die wissen möchten, warum wir so sind, wie wir sind, warum wir altern und warum wir diesen Prozess nicht hinnehmen müssen. Es soll aufzeigen, dass rechtzeitige Vorbeugung davor bewahren kann, seine Zeit im Alter in Wartezimmern von Ärzten verbringen zu müssen.

Dieses Buch ist kein medizinisches Werk zur Bekämpfung von Alterserkrankungen. In meinen Beispielen berichte ich weitestgehend über Selbsterfahrungen und Erfahrungen aus meinem beruflichen Alltag mit Menschen, die ich betreue. Alle Schlussfolgerungen, die ich aus diesen Erfahrungen ziehe, dienen als Anregung und können und sollen keine medizinische Therapie ersetzen. Ich rate dringend davon ab, auf eigene Faust bestehende Medikationen oder Therapien abzusetzen. Bevor Sie sich zu einer Veränderung Ihrer Medikation entschließen, sprechen Sie bitte mit Ihrem behandelnden Arzt.

Die in diesem Buch enthaltenen Einnahmeempfehlungen von Mikro- und Makronährstoffen basieren auf gesicherten, ungefährlichen Werten und sind durch unabhängige Studien belegt worden. Sie entsprechen nicht den Einnahmeempfehlung der Deutschen Gesellschaft für Ernährung DGE e.V. Mit deren Referenzwerten werden „lebenswichtige physische und psychische Funktionen sichergestellt und Mangelkrankheiten verhindert". Da sich dieses Buch mit dem Spezialgebiet Gesundheit und Altern beschäftigt, komme ich zu abweichenden Einnahmeempfehlungen. Die beigefügte Nährwerttabelle auf Seite 6 des Buches ist mit bestem Wissen und Gewissen erstellt und von einem medizinischen Beirat geprüft worden, sie enthält meine persönlichen Einnahmeempfehlungen, nicht die des Verlages. Das gilt auch für die Empfehlung zur Wasser- und Salzaufnahme. Wie ich zu den von mir empfohlenen Werten komme, erläutere ich im Buch ausführlich.

Alles in allem ist nichts, was Sie hier lesen, schädlich für Sie oder Ihre Gesundheit. Im Falle einer Herz- oder Niereninsuffizienz jedoch ist in jedem Fall Vorsicht geboten! Im Zweifel befragen Sie bitte Ihren Arzt oder Apotheker.

Einnahmeempfehlung für die wichtigsten Mikronährstoffe

Diese Tabelle bietet Ihnen eine gute Übersicht über die im Buch vorgestellen wichtigen Nahrungs-ergänzungsmittel. Wenn Sie noch mehr für sich tun möchten, finden Sie in grauer Schrift weitere Empfehlungen.

NÄHRSTOFF	WICHTIG FÜR	RISIKOERHÖHUNG DURCH MANGEL	MEINE EINNAHME-EMPFEHLUNG	D-A-CH-EMPFEH-LUNGEN
Vitamine				
Vitamin A (Retinol)	Wachstumsprozesse von Zellen, Sehvorgang, Aufrecht-erhaltung der Haut und Schleimhaut, Infektabwehr	Nachtblindheit, Hornhaut-trübung, Erblindung, Infektanfälligkeit, Anämie, Störung der Zahnentwicklung und des Knochenwachstums	1–3 mg	0,8–1 mg
Beta-Carotin (Provitamin A)	siehe Vitamin A	siehe Vitamin A	bis 30 mg	6 mg (Raucher <6 mg)
Vitamin C (Ascorbin-säure)	Zellschutz, Schutz vor freien Radikalen, Bindegewebe, Immunabwehr, Schutz vor Krebs und vor Herz-Kreislauf-Erkrankungen, Aufbau von Kollagen und von Binde-gewebe, Strukturaufbau	Skorbut, Wundheilungs-störungen, Immundefekt, Zahnfleischbluten	2000–6000 mg	95–110 mg
Vitamin B1 (Thiamin)	Stoffwechsel, Nervenstoff-wechsel, Gehirn und periphere Nerven	Herz-Kreislauf-Störungen, Fußbrennen, Muskelschmer-zen und -krämpfe, Müdigkeit, Depression, Konzentrations-störungen, Polyneuropathie, Beriberi, Wernicke-Enzephalo-pathie, Korsakow-Syndrom	10–50 mg (Therapie 100 mg)	1–1,3 mg
Vitamin B2 (Riboflavin)	Energiestoffwechsel, Nerven, FAD-Coenzym von Oxidore-duktasen, Homocysteinsen-kung, Antipellagrafaktor	Mundwinkelrhagaden, Zungenveränderungen, brennende Augen, Anämie, Dermatitis, Katarakt, Hyperkeratose und Hyper-plasie der Haut, Glossitis, Cheilitis, seborrhoische Dermatitis	100–250 mg	1–1,4 mg

NÄHRSTOFF	WICHTIG FÜR	RISIKOERHÖHUNG DURCH MANGEL	MEINE EINNAHME-EMPFEHLUNG	D-A-CH-EMPFEH-LUNGEN
Vitamin B3 (Niacin)	Energiestoffwechsel, Nerven, Umwandlung von Tryptophan zu Serotonin	Durchfall, Demenz, Dermatitis, Pellagra	100–250 mg	11–16 mg
Vitamin B5 (Pantothen-säure)	Energiestoffwechsel, Hormonsynthese, Wund-heilung	Müdigkeit, Schmerz, Taubheitsgefühl, Burning-Feet-Syndrom, Depression, Leberverfettung, Muskel-krämpfe	10–100 mg	6 mg
Vitamin B6 (Pyridoxin)	Aminosäurestoffwechsel, Energiestoffwechsel, Homocysteinstoffwechsel, Arteriosklerose-Prophylaxe, Aufbau von Serotonin und Dopamin, wirksam gegen Carpaltunnelsyndrom (150 mg/Tag über zwölf Wochen) und PMS	Nervöse Störungen, Reizbar-keit, Depression, Sensibilitäts-störungen, periphere Nervenentzündung (Neuritis), Anämie, Nierensteine, Dermatitis	10–200 mg	1,2–1,6 mg
Vitamin B7 (Biotin)	gesunde Haut, Haare, Nägel	Haarausfall, Dermatitis, neuromuskuläre Störungen, Depression, Schläfrigkeit, Muskelschmerzen, psychische Störungen, Magen-Darm-Störungen	10–40 mg	30–60 µg
Vitamin B9 (Folsäure)	Blutbildung, Homocystein-abbau, DNA-Bildung	Anämie, Neuralrohrdefekte beim Neugeborenen, erhöhtes Schlaganfallrisiko	800 µg	300–450 µg (Schwan-gere)
Vitamin B12 (Cobalamin)	Energiestoffwechsel, Blutbildung, Energie, Wachheit, Aufmerksamkeit, Senkung des Homocystein	Anämie, Nervenerkrankungen, Müdigkeit	1000 µg	3 µg
Vitamin D (Calciferol)	Kalziumresorption, Knochen-aufbau, Stärkung des Immunsystems	Osteoporose, koronare Herzkrankheit, Diabetes, Schuppenflechte, Multiple Sklerose, Krebserkrankungen	125–250 µg	20 µg

NÄHRSTOFF	WICHTIG FÜR	RISIKOERHÖHUNG DURCH MANGEL	MEINE EINNAHME-EMPFEHLUNG	D-A-CH-EMPFEH-LUNGEN
Vitamin E (Tocopherol)	antioxidativ, antienzündlich, antirheumatisch, niedrigere IgE-Konzentrationen = antiallergisch, Anti-Aging, Immunsystem (aktiviert NK-Zellen)	Krebsrisiko, Arteriosklerose, Diabetes mellitus, Katarakt, AMD (altersabhängige Makuladegeneration), Muskelschwäche, neurologische Erkrankungen, periphere Neuropathien	100–200 mg	11–15 mg
Vitamin K1	Gefäßschutz, Osteoporose-Prophylaxe, Arthrose-Prophylaxe	erhöhte Blutungen, verminderter Knochenaufbau, Osteoporose	100 µg	60–80 µg
Vitamin K2	siehe Vitamin K1	siehe Vitamin K1	100–200 µg	60–80 µg
Coenzym Q10	Atmungskette, Muskelenergiestoffwechsel, Herzkraft, Zellschutz	Muskelschmerzen, Herzschwäche, Mangel durch Statine	50–200 mg	Keine Empfehlung
Mineralstoffe				
Magnesium	Enzymaktivierung, Membranstabilisierung	Herzrhythmusstörungen, erhöhte Stressempfindlichkeit, Schlafstörungen, Muskelkrämpfe, Kopfschmerzen	bis zu 1000 mg	300–400 mg
Kalzium	Knochenaufbau, Herz, Nerven, Muskeln, Blutgerinnung, wichtiges Elektrolyt und für fast alle Zellvorgänge und elektrische Erregung essentiell	Muskelkrämpfe, Muskelschwäche, gestörte Nervenleitung, Herzrhythmusstörungen, Kribbeln/Taubheit	1000–2000 mg	1000–1200
Natrium	Zellfunktion, Membranpotential, Aktionspotential, osmotischer Druck, Wasserhaushalt	Übelkeit, Erbrechen, Exsikkose (Austrocknung), Muskelschwäche, Teilnahmslosigkeit, Bewusstseinstrübung, Hirnödem, Koma	2000–4000 mg + 1000 mg pro Stunde Sport	1500 mg
Kalium	Nerven-, Muskel- und Herzfunktion, Blutdruck	Muskelschwäche, Reflexabschwächung, Lähmung der glatten Muskulatur, Verstopfung, Herzrhythmusstörungen	4000 mg	4000 mg

NÄHRSTOFF	WICHTIG FÜR	RISIKOERHÖHUNG DURCH MANGEL	MEINE EINNAHME-EMPFEHLUNG	D-A-CH-EMPFEH-LUNGEN
Phosphor	zusammen mit Calcium Knochenaufbau, Blutzellfunktion	Azidose (Übersäuerung), Knochenerweichung, periphere Neuropathie, Störung des zentralen Nervensystems	700–1250 mg	700–1250 mg
Spurenelemente				
Zink	Immunsystem, Proteinsynthese, Enzymwirkungen, Wundheilung, Stoffwechsel	Minderwuchs, Störung des Geschmacks- und Geruchssinnes, gestörte Wundheilung, Haarausfall, Hautveränderungen, psychische Störungen, verminderte Infektabwehr	50–100 mg	7–10 mg
Bor	antientzündliche Wirkung (Hemmung der COX2), Knochenaufbau	Arthrose	3 mg	Keine Empfehlung
Chrom	Wichtiger Faktor im Zell- und Energiestoffwechsel, gestörte Blutzuckerregulation, Fettverbrennung, positive Wirkung auf Blutzucker bei Diabetes mellitus	Blutzucker, Fettleibigkeit, Probleme beim Abnehmen	200 µg	30–100 µg
Selen	antioxidativ, Krebsprophylaxe, Herz-Kreislauf-Prophylaxe, Schilddrüsenfunktionsstörungen	Erhöhtes Krebsrisiko bei Mangel, Kreislaufstörungen	100–200 µg	60–70 µg
Eisen	Hämoglobinsynthese, Blutbildung, Haut-, Haar- und Schleimhautwachstum	Störung der körperlichen und geistigen Leistungsfähigkeit (z. T. irreversibel), Mundwinkelrhagaden, Hautatrophie, gestörtes Haar- und Nagelwachstum	20–100 mg (außer bei Hämatochromatose)	10–15 mg
Jod	Schilddrüsenhormonsynthese, Stoffwechselfunktion, Grundumsatz, Wachstum, Entwicklung	Fetus: Kretinismus, Neugeborene: Taubheit, Entwicklungsverzögerung, Erwachsene: Struma, Schilddrüsenunterfunktion, eingeschränkte geistige Leistungsfähigkeit	200 µg	150–200 µg

NÄHRSTOFF	WICHTIG FÜR	RISIKOERHÖHUNG DURCH MANGEL	MEINE EINNAHME-EMPFEHLUNG	D-A-CH-EMPFEH-LUNGEN
L-Carnitin	Fetttransport in die Mitochondrien, verbesserte Fettverbrennung und Ausdauerleistung, verbesserte Herzleistung	Muskelschwäche, gestörte Fettverbrennung, Fettstoffwechselstörung, Muskelkrämpfe, erhöhtes Lipoprotein A	1000–2000 mg	Keine Empfehlung
Silizium	Knochenstoffwechsel	brüchige Nägel, Haarausfall	75–100 mg	Keine Empfehlung
Kupfer	Energiestoffwechsel, Dopaminbildung, Blutbildung	Schwäche, Anämie, Leistungsminderung	1–3 mg	1–1,5 mg
Mangan	Stoffwechselprozesse	gesteigertes Infektionsrisiko, schlechtere Wundheilung, Diabetes	2–5 mg	2–5 mg
Molybdän	Stoffwechselprozesse	Stoffwechselstörungen, Funktionsstörungen der Nerven und des Gehirns, Infektionsanfälligkeit	50–100 µg	50–100 µg
Aminosäuren				
Valin (BCAA)	Muskelaufbau, Proteinaufbau	Muskelschwund, Leistungsschwäche	2100 mg	Keine Empfehlung
Leucin (BCAA)	Muskelaufbau, Proteinaufbau	Muskelschwund, Leistungsschwäche	3200 mg	Keine Empfehlung
Isoleucin (BCAA)	Muskelaufbau, Proteinaufbau	Muskelschwund, Leistungsschwäche	1600 mg	Keine Empfehlung
Lysin	Kollagensynthese, Immunsystem, Anti-Herpes-Wirkung, L-Carnitin-Biosynthese	trockene Haut, brüchige Nägel, Haarausfall	2400 mg	Keine Empfehlung
Tryptophan	Vorstufe von Serotonin (Glückshormon)	Depression, Schlafstörung	1500–3000 mg	Keine Empfehlung
Arginin	Vorstufe von NO (EDRF), Gefäßerweiterung („Viagra-Wirkung"), Blutdrucksenkung	Funktionsstörung des Endothels, Immundysfunktion, Gefäßerkrankungen	5000–9000 mg	Keine Empfehlung
Tyrosin	Vorstufe von Dopamin und Noradrenalin (Glückshormone) sowie Thyroxin (Schilddrüsenhormon), Aufmerksamkeit, Energie, Stimmung	Müdigkeit, Leistungsabfall, Energielosigkeit, Stress, Schilddrüsenunterfunktion	2000 mg	Keine Empfehlung

NÄHRSTOFF	WICHTIG FÜR	RISIKOERHÖHUNG DURCH MANGEL	MEINE EINNAHME-EMPFEHLUNG	D-A-CH-EMPFEH-LUNGEN
Kreatin	Muskelenergielieferant, Kraft und Ausdauer	Muskelschwäche	1000–2000 mg	Keine Empfehlung
Phenylalanin	Vorstufe von Tyrosin (siehe dort)	Depressionen, Antriebslosigkeit	2000 mg	Keine Empfehlung
Methionin	Hilft bei der Syntethisierung von Aminonsäuren, verbessert Nährstoffaufnahme	Neigung zu Nierensteinen	1200 mg	Keine Empfehlung
Threonin	Spielt eine Rolle bei der Enzymregulation	Stoffwechselstörung	1200 mg	Keine Empfehlung
Histidin	Aufbau eisenhaltiger Moleküle, Stoffwechselvorgänge, Sauerstofftransport, Energiegewinnung, Entgiftung	Gestörter Sauerstofftransport, Wundheilungsstörungen, Entzündungen, Energiemangel, verminderte Libido, Gefäßsteifigkeit (Bluthochdruck)	800 mg	Keine Empfehlung
Glycin	Muskelentspannung, Proteinaufbau, Kollagenaufbau (Knorpel, Knochen, Bänder), Kreatin-Synthese	Muskelkrämpfe	3000–4000 mg	Keine Empfehlung
Cystein	Strukturprotein, Muskelaufbau, Keratinbildung (Haut, Haare, Nägel), schleimlösend, immunstimulierend, antioxidativ, Aufbau von Nervenzellen, Vorbeugung neurodegenerativer Erkrankungen	Gestörte Bildung von Proteinen, gestörte Bildung von Haut, Haaren, Nägeln, Immunstörungen, Entzündungen, Atemwegsverschleimung	500–1000 mg	Keine Empfehlung
Sonstige Nährstoffe				
Omega-3-Fettsäuren	Eicosanoidsynthese, Membranwirkung an Nervenzellen, entzündungshemmend, Arteriosklerose-Prophylaxe	Fettstoffwechselstörung, Arteriosklerose, Bluthochdruck, chronisch entzündliche Erkrankungen, allergische Erkrankungen, Depression	1000–3000 mg	Keine Empfehlung

VORWORT

*Who wants to live forever
when love must die?*
Freddie Mercury (1946–1991), Sänger und
Songwriter der Band „Queen"

Liebe Leser,

machen Sie sich die Worte aus dem Lied von Queen bewusst, bevor Sie dieses Buch lesen und die folgende „Anleitung zum niemals Altern" beherzigen. Bei meinen Vorträgen und Seminaren fragen mich viele Menschen: Was mache ich denn, wenn ich wirklich 120 Jahre alt werde und Freunde und Familie vorher sterben? Das ist eine berechtigte Frage, und ich kann dazu nur immer wieder sagen: Erzählen Sie Ihren Mitmenschen und den Menschen, die Sie mögen, wie auch sie den Prozess des Alterns verlangsamen können.

Das hört sich zunächst unglaubwürdig an, ich weiß. Wenn Sie mir das vor fünf Jahren erzählt hätten, hätte ich Sie belächelt. Heute kenne ich die Prozesse des Körpers. Ich weiß, was er braucht, was er mag und was er nicht mag. Mir ist klar geworden, woher die ganzen Krankheiten kommen, die wir als neue Volkskrankheiten bezeichnen, und ich weiß, dass man dagegen angehen kann. Seitdem ich für

mich den Schlüssel des Alterns gefunden habe, fühle ich mich komplett anders. Es geht mir so gut wie nie zuvor, trotz hoher Arbeitsbelastung, hohem Stresslevel und Familie mit drei Kindern. Ich war noch nie in meinem Leben so fit und ausgeglichen und auch noch nie so belastbar wie aktuell – sowohl mental als auch körperlich.

Be open-minded, sagt man in Amerika, seien Sie offen. Lassen Sie neue Informationen auf sich wirken. Seit Jahren beschäftige ich mich intensiv mit allem, was den Körper betrifft, mit Ernährung, Bewegung, Krankheiten oder Gesundheit im Allgemeinen, und jetzt bin ich mir sicher, dass ich das Mosaik des Body-Anti-Aging zusammengesetzt habe. Dieses Buch ist viel mehr als ein Trainingsratgeber. Wenn Sie es gelesen haben, wissen Sie mehr über sich, über Ihren Körper, seine Arbeits- und Funktionsweise und wie man lange gesund, fit und lebensfroh bleibt.

Dieses Buch richtet sich an Menschen, die die 40 schon überschritten haben und realisieren, dass der Körper nicht mehr so will wie noch vor ein paar Jahren. Egal wie alt Sie heute sind, ich werde Ihnen den Prozess des Wachstums, des Heranreifens und des Alterns beschreiben und zeigen, dass Sie für körperliche Zustände, die Ihnen heute widerfahren, gar nichts können – aber Sie können diese Zustände jederzeit ändern. Dazu erkläre ich Ihnen, was in Ihrem Körper in jeder Lebensdekade geschieht. Warum es geschieht und was man tun kann, um den Prozess des Verfalls zu stoppen und umzukehren. Übrigens: Auch wenn Sie die 40 noch nicht überschritten haben sollten, ist jetzt der richtige Zeitpunkt für Sie und dieses Buch. Denn je früher Sie sich dieses Wissen zunutze machen, umso mehr profitieren Sie davon.

Aus meiner langjährigen Erfahrung heraus kann ich Ihnen berichten, dass Menschen, die verstehen, wie der Körper funktioniert, es leichter haben, langfristig etwas für sich zu tun und die Motivation dafür aufrechtzuerhalten. Es geht nicht darum, jedes Jahr aufs Neue im Januar gute Vorsätze für vier Wochen zu fassen und sie dann wieder elf Monate in den Schrank zu legen, sondern es geht darum zu erkennen, dass eine „Maschine", die täglich läuft, auch täglicher Pflege bedarf – und das nicht nur auf sportliche bzw. aktive Weise. Es geht vielmehr um ein All-In-One-Paket, das ich Ihnen mit auf den Weg geben möchte. Ich möchte Ihnen neue Gewohnheiten „einprogrammieren", damit Sie das Beste aus sich herausholen und aus sich machen.

Ich gebe Ihnen in diesem Buch viele nützliche Gesundheitsinfos an die Hand, die Ihnen die wichtigsten Zusammenhänge zwischen Körper, Bewegung und Ernährung zeigen. Außerdem habe ich ein Programm für Sie entwickelt, mit dem jede Frau und jeder Mann zwischen 40 und 60 einen Grundstein zu langer Gesundheit und Fitness legen kann. Ich arbeite seit über 25 Jahren in der Fitness- und Gesundheitsbranche und gehöre als Erfinder des Online-Trainings zu den alten Hasen, die es verstehen, Menschen auch über die Ferne für etwas zu begeistern. Deshalb möchte ich Sie einladen, mit mir ein Video-Training bzw. Online-Coaching zu machen. Gelingt es mir, Sie von der ersten Minute an für dieses Training zu begeistern, dann haben wir es geschafft und verändern ab sofort Ihr Leben.

Zu diesem Buch gibt es ein kostenloses Online-Coaching sowie eine kostenlose App, damit Sie mich, Ihr Training und viele Tipps immer dabei haben. Lassen Sie sich überraschen: Laden Sie sich die App direkt runter, schalten Sie sich Ihren kostenlosen Account unter www.give-me-five.tv frei – und lassen Sie sich von mir betreuen!

Ich wünsche Ihnen einen tolle Zeit mit mir, eine bewegte Reise in eine neue Zukunft und viel Spaß!

Herzlichst Ihr

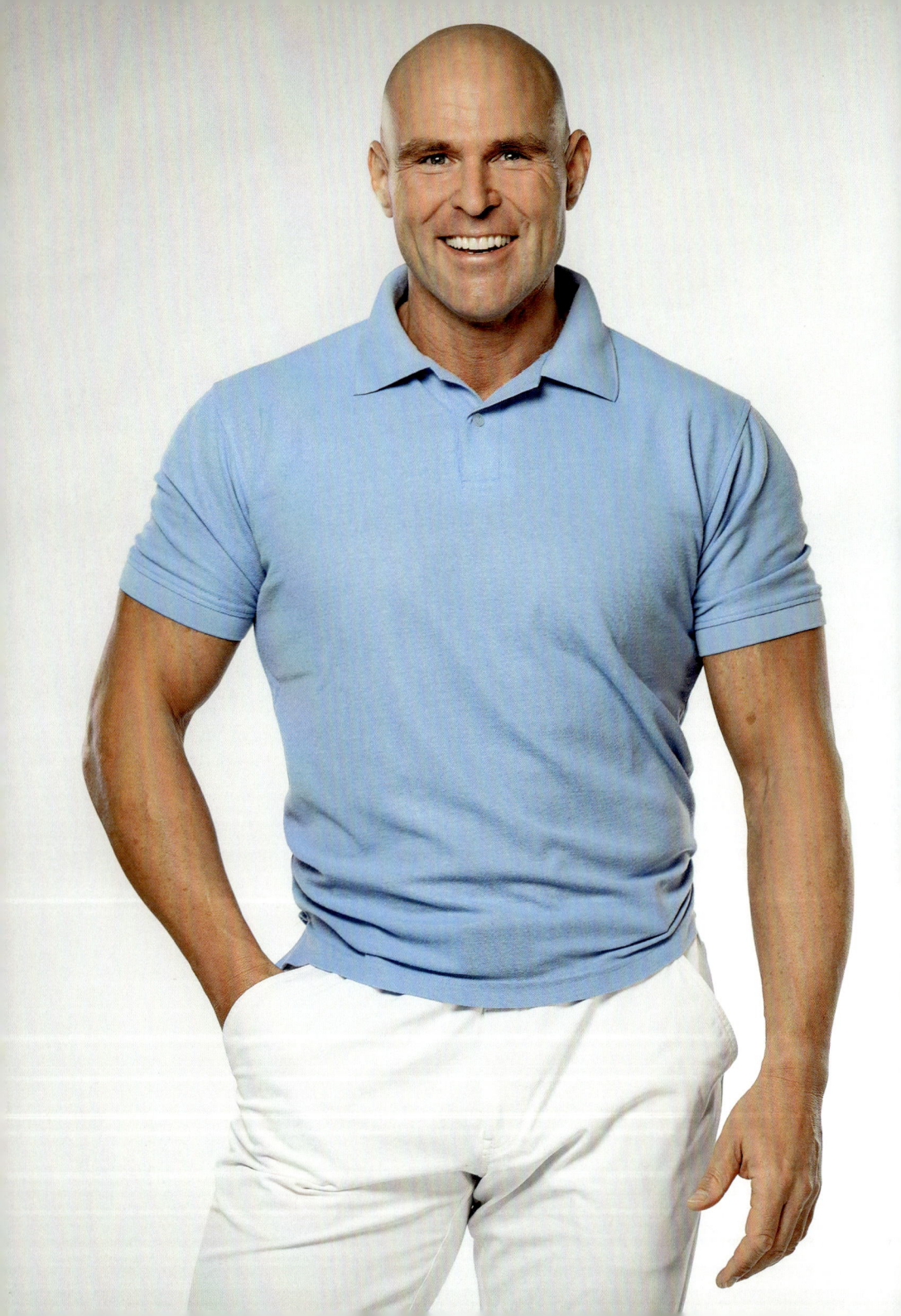

ALTERN – EIN NATÜRLICHER PROZESS?

Ich habe die Überschrift absichtlich mit einem Fragezeichen versehen, denn ich möchte, dass Sie kurz über die Frage nachdenken. An dieser Stelle nehme ich es schon vorweg: Es ist ein Prozess, dem wir nicht hilflos ausgeliefert sind, sondern den wir selbst in die Hand nehmen können. Wie genau das geht, erkläre ich Ihnen in diesem Kapitel.

Das Leben besteht in der Bewegung.
Aristoteles, griechischer Philosoph, um 350 v. Chr.

Body-Anti-Aging – Was ist das?

Aktuell ist es für uns schwer vorstellbar, den grundsätzlichen Alterungsprozess infrage zu stellen. Altern, alte Menschen und Krankheiten gehören zu unserem Leben wie das tägliche Zähneputzen. Berichtet die Presse über Leute, die 100 Jahre oder älter geworden sind, dann denken wir, dass diese Personen mit besonderen Genen ausgestattet sein müssen, ein unstressiges Leben hatten oder ihre Lebensumstände völlig anders waren als unsere eigenen. Vielleicht haben Sie aber schon bemerkt, dass die Meldungen über hundertste Geburtstage nicht mehr ganz so spektakulär sind wie noch in den 1990er-Jahren. Ja, wir werden in Zukunft die durchschnittliche Lebenserwartung nach oben korrigieren müssen. Nicht aber, weil wir das Altern bewusst selbst in die Hand nehmen, sondern weil die moderne Medizin in der Lage ist, das Leben zu verlängern, Krankheiten in den Griff zu bekommen und den Tod hinauszuzögern. Genau das hält uns davon ab, uns selbst ein solches Alter zu wünschen: Gern würden wir 100 Jahre alt werden, aber nicht um jeden Preis.

Dass es auch anders geht, zeige ich Ihnen in diesem Buch: Hintergründe, Wissen, Aufklärung und vor allem *Tun*. Ein wichtiger Schritt in die richtige Richtung bzw. in die Zukunft ist es, Bilder und Vorstellungen aus dem Kopf zu löschen und neue Bilder und Vorstellungen einzuprogrammieren. Der Alterungsprozess fängt meist im Kopf an. Der erste Schritt ist es, bereits mit 40 zu akzeptieren, dass wir nicht mehr so fit sind wie mit 20 oder 30. Wir gehen davon aus, dass das alles normal ist – weit gefehlt. Wir stellen uns nur nicht mehr den Aufgaben, denen wir uns mit 20 gestellt haben, weil wir denken, das müssten wir jetzt nicht mehr tun. Aber der Körper will gefordert sein, er ist quasi darauf ausgelegt. Ignorieren wir seine Bedürfnisse, dann ist der Verfall, egal ob körperlich oder geistig, schon vorprogrammiert. Glauben Sie nicht?

„Ich möchte Ihnen die komplexen Vorgänge des Körpers, des Stoffwechsels, der Hormone, des Alterns und des Trainings verständlich und einfach zeigen, ohne dabei in Fachchinesisch zu verfallen."

Frage: Wahrscheinlich haben Sie in der Schule mal Englisch oder Französisch gelernt. Und, können Sie auch heute noch alle Vokabeln? Falls ja, toll! Falls nein: Dies ist der geistige „Verfall". Andere Frage: Wann haben Sie das letzte Mal richtig Ihren Bauch trainiert? Das letzte Mal in der Schule? Oder vorgestern? Wie geht es Ihren Bauchmuskeln? Sie sehen, worauf ich hinaus will.

Wir hören einfach auf, unangenehme Dinge im Alter zu tun, weil sie uns nerven oder weil sie uns schwerfallen. Sie fallen uns aber nur schwer, weil wir sie so lange haben schleifen lassen. Machen wir etwas täglich, dann fällt es uns leicht und wird zu einer Verpflichtung im Kopf. Das Problem mit dem Alter und dem Altwerden ist auch, dass wir uns die Freiheit rausnehmen, nur noch angenehme Dinge zu machen. Jeder, der Kinder hat, weiß, dass man irgendwann anfängt, sie mit Aufgaben zu betrauen, die man selbst ungern macht: den Rasen mähen, die Straße fegen, den Müll raustragen usw. – Alles, was uns keine Freude bereitet und uns anstrengt, geben wir so schnell wie möglich ab. Dabei sehen wir gar nicht, dass wir unsere Leistungsfähigkeit dadurch einbüßen oder einschränken.

Wir nehmen uns nicht mehr die Zeit, mit den Kindern fürs Abitur zu lernen, und sagen: „Das ist schon viel zu lange her." Anstatt uns wieder reinzudenken, haken wir es für uns ab und hoffen, dass unsere Kinder es schon irgendwie schaffen – wir haben es ja auch geschafft. Aber sehen Sie sich in der Nachbarschaft um: Sie werden alte Menschen finden, die pflegebedürftig sind, und alte Menschen, die immer noch selbst den Rasen mähen. Denken Sie einfach mal darüber nach, wenn Sie das nächste Mal eine Aufgabe abgeben möchten.

Wir akzeptieren diesen Alterungsprozess und gehen davon aus, dass es jedem Menschen so geht. Denken wir nun etwas tiefer darüber nach, dann erkennen wir, dass das weder normal noch beruhigend ist, sondern eher erschreckend und ernüchternd.

Altern – ein natürlicher Prozess? Ich vertrete eine völlig andere Meinung, und zum Glück stehe ich damit nicht mehr alleine da. Es gibt immer mehr Wissenschaftler, die sich dem Thema Anti-Aging verschrieben haben. Anti-Aging ist nicht mehr nur den Reichen und Schönen vorbehalten, sondern begründet mittlerweile einen Milliardenmarkt. Was verständlich ist, denn mit der Angst vor dem Tod oder dem Altsein kann man gutes Geld verdienen. Immer mehr Berichte von Wundermitteln, die den Verfall der Zelle umkehren und aufhalten sollen, werden veröffentlicht, immer mehr Produkte drängen auf den Markt, die ewige Jugend und Gesundheit versprechen. Ich nehme es mal vorweg: Kein Produkt, das Sie aktuell für teures Geld kaufen können, wird dafür sorgen, dass Sie ewig leben und ewig gesund sind.

„Keine Sorge: Ich bin ein Meister der Motivation, aber zuerst muss ich Sie mit knallharten Fakten und Tatsachen konfrontieren, damit ich Ihre Aufmerksamkeit habe."

Meine Wunschvorstellung ist es, mit 90 noch Dinge tun zu können, die man in jungen Jahren auch tun konnte. Ich meine jetzt nicht Halma oder Schach spielen, sondern körperliche Dinge. Ich möchte genauso Golf spielen, Trampolin schwingen oder Rad fahren, ohne ein Verkehrshindernis darzustellen. Volle Beweglichkeit und Mobilität, nicht nur körperlich, sondern auch geistig. Es ist ehrlich gesagt eine sehr komische Vorstellung, mit 80 oder 90 noch ins Freibad zu gehen oder auf dem Rad eine große Radtour zu machen. Das ist es aber nur, weil wir den 90-Jährigen von heute vor Augen haben. Stellen Sie sich einfach mal vor, wir frieren Ihren Zustand jetzt für die nächsten 40, 50 oder sogar 60 Jahre ein. Dann macht das Bild vom Freibad oder der Radtour einen ganz anderen Eindruck.

An der Stelle möchte ich gern das Anti-Aging auf drei Bereiche aufteilen, damit Ihnen bewusst wird, dass wir hier nicht nur über körperliche Aktivität sprechen und damit alles gut ist. Denn es nützt nichts, wenn Sie jeden Tag Ihr körperliches Training durchziehen, wenn Sie Ihren Kopf bzw. Ihr Gehirn und somit Ihren Geist nicht auf Veränderung polen.

Die drei Bereiche des Anti-Aging
* geistige Haltung
* körperliche Verfassung
* seelischer Zustand

Es geht mir nicht darum, dass wir Ihren Kopf mit Sudoku fit halten, sondern dass wir Denk- und Verhaltensmuster ändern, und das beginnt in Ihrem Kopf. Ich gebe Ihnen in diesem Buch viele Wege zur Auswahl, aber ich zeige Ihnen auch ganz deutlich den geraden Weg zu mehr Gelassenheit, Gesundheit und Wohlbefinden. Es bleibt am Ende Ihnen überlassen, welchen Weg Sie einschlagen und was Sie mit dem neugefundenen Wissen anfangen.

„Das ist es, was wir wollen: Alt werden aber nicht alt sein. Und ich sage Ihnen: das geht."

Eine Zeitreise durch Ihr Leben

Ich möchte mit Ihnen nun eine Reise machen – eine Zeitreise. Dazu möchte ich Sie gedanklich in Ihre Kindheit und Jugend entführen und mit Ihnen die Quelle Ihres aktuellen Zustands suchen. Denn das, was Sie heute sind, haben Sie in Ihrer Kindheit und Jugend festgelegt. Heute sind Sie so, wie Sie sind, weil Sie so gelebt haben, wie Sie es getan haben.

Mir ist es wichtig, dass wir die Vergangenheit kennen und verstehen. Der Mensch kann nur Dinge ändern, die er erkennt und versteht. Deshalb ist diese Zeitreise in die Vergangenheit so wichtig für

Ihren Veränderungsprozess. Wir starten in Ihrer Kindheit und Jugend, um genau das zu erhalten, was wir auf dem Weg zum Erwachsenwerden verloren haben. Dabei ist es gleichgültig, wie alt Sie heute sind und welche Krankheiten Sie heute haben. Nur wenige Krankheiten sind unheilbar. Die meisten Krankheiten kommen aus Fehlinformationen und Fehlverhalten und nicht, wie man oft glaubt, aus unseren Genen.

„Das ist mir wichtig: Bevor wir die Zukunft ändern, müssen wir die Vergangenheit kennen und verstehen."

In meinen Beispielen gehe ich immer von der Allgemeinheit aus. Es wird immer jemanden geben, der sich dort nicht wiederfindet und sagt: „Auf mich trifft das alles überhaupt nicht zu." Selbstverständlich wird nicht alles auf jeden zutreffen, aber vielleicht erkennen Sie das ein oder andere an sich selbst und Ihrer Situation.

Die Kindheit – Die ersten zehn Jahre

Der Prozess des Alterns beginnt mit der Geburt. Unsere Eltern geben uns unsere Gene mit. Sie vererben uns nicht nur unsere DNA und ein ähnliches Aussehen, sondern auch Verhaltensmuster. Wenn man genau hinschaut, dann bekommen wir Verhaltensmuster beim Essen, Trin-

ken, Bewegen, Hobbys, Geschmack, Emotionen und vieles mehr mit auf den Weg. Schon in den ersten Tagen unseres Lebens werden wir von der Mutter geprägt: Muttermilch oder Fläschchen? Was isst die Mutter, während sie stillt? Hat sie alle Vitamine, Mineralstoffe und Nährstoffe, die sie dem Baby weitergeben kann?

Schauen Sie in Ihre Kindheit, schauen Sie in die Vergangenheit und erinnern Sie sich. Versetzen Sie sich in die Zeit zurück. Sehen Sie sich an, wie Ihre Eltern zum Thema Gesundheit, Bewegung, Sport und Stress standen. Wurde geraucht? Welche Verhaltensmuster haben Ihnen Ihre Eltern mitgegeben? Mit welcher Vehemenz haben Ihre Eltern Sie zu Ihrem Glück gezwungen? Mussten Sie Dinge tun, die Sie nicht mochten? Was haben Sie gern gemacht, und worin waren Sie besonders gut? Welche Hobbys durften Sie ausüben und wie wurden Sie gefördert? Körperlich? Geistig? Beides? Unendlich viele Fragen könnte ich Ihnen stellen, damit Sie sehen, dass Sie heute das Produkt Ihrer Vergangenheit sind.

„Vieles in Ihrem Leben wurde schon früh festgelegt, durch Verhaltens- und Essensmuster."

Was haben Ihre Eltern Ihnen zu essen gegeben, als Sie zwischen drei und zehn Jahren alt waren? Menschen, die viele Haferflocken mit Milch in der Kindheit bekamen, wurden meist größer als andere. Überlegen Sie bitte, wie viel Kalzium Sie bekommen haben. In der Kindheit und Jugend wird beispielsweise der Grundstein für ein starkes Knochengerüst gelegt. Hier fängt Osteoporose bereits an. Aber keine Angst: Sollten Sie bereits Osteoporose haben, dann lassen Sie mich jetzt schon hier sagen: Sie ist heilbar und umkehrbar. Wir bekommen das in den Griff!

Am Beispiel Ihrer Körpergröße kann man sehr schön die Wichtigkeit von Kalzium erkennen. Das gilt auch für Ihre Zähne. Wer lange schöne Zähne haben möchte, sollte immer auf eine hohe und mehr als ausreichende Kalziumzufuhr achten. Denn Kalzium ist nicht nur der Hauptbestandteil der Knochen, sondern auch der Zähne. Wie viel in welchem Alter und was alles bei der Einnahme zu beachten ist, erfahren Sie in den Kapiteln rund um das Thema Nahrungsergänzungsmittel.

Überlegen Sie bitte einen Moment, was in Ihrem Elternhaus getrunken wurde und wie viel getrunken wurde. Ich rede nicht von Alkohol. Das können Sie sich nebenbei auch noch fragen, aber jetzt möchte ich nur wissen: Wie wichtig war Ihren Eltern das Trinken von Wasser? Wurden Sie

oft angehalten zu trinken? Das Thema ist so elementar wichtig, dass ich ihm ein eigenes Kapitel gewidmet habe. Wasser ist einer der wichtigsten, wenn nicht sogar der wichtigste Schlüssel im Alterungsprozess. Es schützt vor Krankheiten und sorgt dafür, dass Sie „funktionieren".

Wenn Sie als Kind oder Jugendlicher schon unter Konzentrationsschwierigkeiten, Kopfschmerzen oder auch Rückenschmerzen gelitten haben, dann könnte das auf eine mangelnde Wasser- und Salzzufuhr zurückzuführen sein. Extrem viele Menschen haben mir schon bestätigt, dass jahrzehntelange Kopfschmerzen verschwanden, weil sie auf einmal mehr tranken.

Nur mit dem Wassertrinken ist es aber nicht getan. Es spielen extrem viele Dinge eine Rolle, die man nicht wirklich auf dem Schirm hat, zum Beispiel die Mikronährstoffe. In den letzten hundert Jahren wurden mehrere Nobelpreise an Wissenschaftler vergeben, die in diesem Bereich geforscht haben, denn inzwischen weiß man, dass Mikronährstoffe Leben retten: Vitamine, Mineralien und Spurenelemente sind zwar so klein, dass man sie mit bloßem Auge nicht sehen kann, aber wenn sie fehlen, werden wir krank. Mehr dazu in späteren Kapiteln.

Unser Gehirn benötigt ausreichend Wasser – und Nährstoffe

Das Gehirn ist eine Schaltzentrale für elektrische Ströme. Man kann sie mittels eines EEG messen. Unser Körper besteht zu etwa zwei Dritteln aus Wasser. Wir brauchen es unter anderem als Bestandteil des Blutes, der Nährstoffe transportiert, wir brauchen es, um Giftstoffe über die Nieren auszuscheiden, um die Körpertemperatur zu regulieren, Stoffe wie Vitamine zu spalten und nutzbar für uns zu machen, und um Zellen und Gewebe in Gang zu halten, vor allem aber brauchen wir es für unser Gehirn. Täglich fließen dort etwa 1400 Liter Körperflüssigkeit hindurch und gewährleisten Leistungsfähigkeit und Konzentration. Ohne ausreichende Wasser- und damit Nährstoffzufuhr funktioniert die Zusammenarbeit von Gehirn, Nervensystem und Körper nicht richtig, denn der Körper kann die Zellen nicht gut mit Nährstoffen versorgen. Ein Beispiel: Muskelkrämpfe und Kopfschmerzen können ihre Ursache darin haben, dass uns Wasser und Elektrolyte fehlen. Elektrolyte sind Stoffe, die in wässriger Lösung elektrischen Strom leiten können, zum Beispiel Kalium, Natrium, Kalzium und Magnesium. Wenn die „Leitung gestört" ist, verschwinden Beschwerden oft ganz schnell, wenn man sie sozusagen wieder „freispült".

Die Jugend – Bis 20 ist alles so einfach

Wir sind nun in Ihrer Jugend angekommen, Sie sind bereits von Ihren Eltern und Ihrem Umfeld geprägt. Leider fehlen uns in den ersten 20 Jahren unseres Lebens meist die Wahrnehmung und die Vernunft für Überlegungen, die unser späteres Alter betreffen. Es scheint uns einprogrammiert, dass wir selten auf ältere Menschen hören oder deren Rat annehmen möchten. Wir denken, es wird immer so weitergehen. Das tägliche Treiben lässt uns gar keine Zeit, darüber nachzudenken, was denn in 20 oder 30 Jahren ist.

Dabei wäre es wichtig, sich früh darüber klarzuwerden, dass es nicht ewig so weitergehen kann. Auch ich, der ich bereits sehr früh über viel Wissen in diesem Bereich verfügte, dachte, ich werde immer so aussehen wie mit Anfang 20 und schon von selbst immer fit und gesund bleiben, wenn ich nur so weitermachte. Weit gefehlt. Heute weiß ich, dass man, je älter man wird, umso mehr tun muss. Unverhältnismäßig viel mehr tun.

In unserer Jugend werden wir mit Hobbys und Schulsport konfrontiert. Wer sich in den ersten 20 Jahren seines Lebens viel bewegt, kann lange davon profitieren und zehren. Hobbys werden zu Gewohnheiten, Gewohnheiten werden zu Verhaltensmustern. Gehört man zu den Jugendlichen, die weniger zur Bewegung tendieren, hat man es später schwerer, einen Einstieg zu finden.

Dass in der Jugend ein Fundament gelegt wird, auf das man im Alter aufbauen kann, leuchtet wohl jedem ein. Dass mangelnde Bewegung zu Einschränkungen und Erkrankungen führen kann, ist hinlänglich bekannt. Was man aber nicht auf dem Schirm hat – und ich werde nicht müde, es zu wiederholen: Auch mangelnde Flüssigkeit kann zu Defiziten führen. Und damit meine ich nicht Alkohol, der nämlich dehydriert und verschiebt unseren Mineralhaushalt. (Kleiner Tipp: Sollten Sie auch heute noch gern feiern gehen: Trinken Sie am nächsten Tag viel Wasser mit etwas Salz.) Aber gerade junge Menschen trinken nicht genug Wasser, sondern lieber Energydrinks, Bier oder andere Spirituosen. Was dazu führt, dass der Körper zusätzlich Wasser und Mineralien verliert. Haben Sie als Jugendlicher viel an Krämpfen und Kopfschmerzen gelitten? Wie war Ihre Wasserzufuhr? Haben Sie immer ausreichend Salz zu sich genommen? Ich möchte, dass Sie in Ihrer Erinnerung kramen, damit Sie Muster erkennen, Muster und Lösungen.

Wer in der Jugend sportlich wenig aktiv war, wenig getrunken und wenig Mineralien zu sich genommen hat, schafft keine guten Voraussetzungen für seine späteren Jahre. Folgen können verfrühter Haarausfall, vorzeitige Falten und Cellulite sein. Man muss sich das so vorstellen: In den ersten 20 Jahren in der Wachstumsphase füllen wir Menschen unsere Speicher. Unsere Speicher sind unsere Knochen, unsere Haare, Zähne und die Haut. Wir essen als Kinder und Jugendliche für gewöhnlich mehr, als wir verbrauchen. Das ist der Grund, warum wir wachsen. In der Regel halten diese Speicher, bis wir in unsere Dreißiger kommen. Wer sich nicht mit Ernährung und Trinken auseinandersetzt, lebt ab seinen Dreißigern von seinen Speichern, die unweigerlich immer leerer werden. Was zur Folge hat, dass man Leiden und Krankheiten bekommen kann, die durchaus vermeidbar wären. Werden die Speicher in der Jugend nicht gefüllt und auch in den folgenden Jahren nicht „betankt", rächt sich der Körper, denn er braucht, um zu funktionieren, alle Stoffe. (Welche und wie viele das sind, erkläre ich Ihnen weiter hinten.) Also: Speicher müssen gefüllt, die Zellen wiederbelebt und das Gehirn gefordert werden, dann geht es meist schon sehr schnell besser.

„Werden die Speicher in der Jugend nicht gefüllt und auch in den folgenden Jahren nicht „betankt", dann rächt der Körper sich, denn er braucht, um zu funktionieren, alle Stoffe."

Wie ich aus Erfahrung weiß, ist Geduld eine menschliche Stärke, die leider nicht jeder besitzt. Heutzutage bekommen wir ja nahezu alles, was wir wollen, sofort – zumindest bei amazon.com und Konsorten: heute bestellt und am besten heute noch geliefert. Es wäre toll, wenn das mit der Gesundheit und dem Abnehmen genauso gehen würde, aber leider ist das nicht der Fall. Viele Dinge im wirklichen Leben brauchen einfach Zeit. Und hier kommt die sogenannte Latenzzeit ins Spiel, das ist die Zeit, die etwas braucht, um seine volle Wirkung zu entfalten, Sie müssen also etwas Geduld mitbringen. Doch das Anfangen als solches lohnt sich schon. Allein dadurch, dass Sie dieses Buch hier lesen, sind Sie auf einem guten Weg, etwas für sich und Ihre Jugend zu tun.

Zurück zu den ersten 20 Jahren. Ein riesiger Vorteil in dieser Zeit sind die Hormone. Unser Körper wird besonders in der Wachstumsphase von Hormonen durchflutet und beherrscht. Das Wort „Hormone" hören wir meist nicht so gern, es klingt immer irgendwie „unnormal" oder negativ. Aber im Gegenteil, wir brauchen Hormone. Sie sorgen dafür, dass wir wachsen, dass unser Immunsystem funktioniert, dass wir verdauen, dass wir Energie haben und nicht depressiv in der Ecke sitzen.

Erinnern Sie sich bitte an Ihre Jugend. Überlegen Sie, wie selten Sie krank waren, was Sie alles essen konnten und wie viel Sie unterwegs waren und trotzdem am nächsten Tag aufgestanden und in die Schule oder zur Ausbildung gegangen sind. Glauben Sie, Sie könnten das heute noch? Nun, selbst ich verdrehe die Augen, wenn ich daran denke, eine Nacht durchzufeiern und mich am nächsten Tag wieder um Kinder, Büro und Arbeit kümmern zu müssen. Aber vor 20 oder 30 Jahren war das kein Problem. Das lag im Wesentlichen an den Hormonen. Sie geben uns Power, und zwar ordentlich, nur leider sinkt ihre Produktion ab dem Alter von ca. 30 Jahren. Lassen Sie uns noch einen Augenblick in der Jugend bleiben und in unserem jungen Erwachsenenleben. Wir verschwenden keinen Gedanken ans Altern, wenn wir jung sind. Umso wichtiger finde ich, dass man junge Menschen informiert und für das Älterwerden sensibilisiert, denn das verhindert Krankheit und Leistungseinbrüche.

Die Zwanziger – Ein Leben ohne ersichtliches Ende

Wir fassen kurz zusammen: Wir wachsen, weil wir in der Kindheit und Jugend mehr essen, als wir verbrauchen. Unser Körper speichert Nährstoffe in unseren Zellen, Haaren, Knochen, Haut und Zähnen. Irgendwann aber kommt der Zeitpunkt, in dem wir nicht mehr genügend zuführen, obwohl unser Nährstoffbedarf sich jetzt noch einmal um einiges erhöht, was wiederum an der Veränderung der Lebensumstände liegt: In den ersten 20 Jahren sorgen in der Regel unsere Eltern für uns, wir müssen uns um wenig kümmern. Dann ändert sich etwas gravierend: Wir kommen in die Berufswelt und der Stress tritt in unser Leben. Nicht nur, dass sich dadurch unser gesamtes Leben verändert, auch der Verbrauch an Nährstoffen nimmt gewaltig zu. Niemand kocht mehr für uns, in der Regel kochen wir alleine, wenn wir überhaupt kochen, und das führt oft zu einer sehr unausgewogenen Ernährung, denn es kommt nicht auf die Menge an, sondern auf das Was.

Eigentlich befinden wir uns doch in der schönsten Zeit unseres Lebens, und doch sind wir in einem Hamsterrad gefangen. Studium, Ausbildung, Beruf, das erste Geld, die erste Wohnung, die erste Partnerschaft – alles wichtige, lebensverändernde Dinge, die in den Zwanzigern geschehen. Wenn die Zeit es zulässt, kochen wir gemütlich, wir treiben Sport und versuchen zu entspannen. Man genießt und fängt an, sein Leben selbst zu gestalten.

Wir denken zwar daran, dass wir uns beruflich etwas aufbauen und für die Rente etwas zur Seite legen müssen, aber außerhalb unseres Krankenkassenbeitrags denken wir nicht weiter über unsere Gesundheitsvorsorge nach. Dazu fehlt uns die Weitsicht. Erkennen Sie sich wieder? Das, was man uns in den ersten 20 Jahren mit auf den Weg gibt, ist der Schlüssel für unsere Zukunft. Das, was wir von unseren Eltern adaptieren, ist das, was uns später gesund oder krank werden lässt. Wir erben nicht Krankheiten, wir erben Verhaltensmuster, die uns dann krank werden lassen. Wir leben von den Speichern, die wir in den ersten 20 Jahren gefüllt bekommen, und das ist zu wenig.

„Freuen Sie sich auf das Thema Mikronährstoffe in diesem Buch. Es wird ein wesentlicher Schlüssel für Ihr Wohlbefinden und Ihre weitere Entwicklung sein."

Die Dreißiger – Ein Jahrzehnt voller Entleerungen

Komische Überschrift, ich weiß. Ich habe sie aber bewusst so gewählt. In unseren Dreißigern treiben wir ganz schön Schindluder mit unserem Körper. In den Zwanzigern waren wir noch motiviert, gut auszusehen für die Partnersuche, und wenn das geklappt hat, gründen wir Ende 20, Anfang 30 eine Familie und werden sesshaft. Wir schränken unsere Hobbys und unsere Bewegungen ein und werden träge. Dies liegt nicht nur an der Partnerschaft und dem stressigen Job, sondern jetzt werden unsere Hormone uns zum Verhängnis. Ab 30 reguliert der Körper die Hormonproduktion langsam, aber sicher nach unten. Der Antriebsmotor unseres Körpers wird uns Stück für Stück weggenommen. Gleichzeitig wird der Druck in der Familie und bei der Arbeit größer, und der Körper braucht mehr Nährstoffe als noch vor ein paar Jahren.

Und jetzt bedient der Körper sich an seinen Speichern. Haare und Haut werden schlechter, die Sehkraft lässt nach, Knochen und Rücken tun weh. Auf einmal melden sich die Knie, und das Merkwürdigste: Man nimmt zu, obwohl man doch immer noch das Gleiche isst wie vor drei Jahren. Mann bekommt Bauch, Frau bekommt Po und Schenkel. Jedes Jahr ein Kilo mehr, obwohl doch eigentlich nichts anders ist als vorher – oder? Nun, doch: der Stress, der Druck, die Lebensumstände und die mangelnden Hormone und Nährstoffe. Die Speicher sind leer und der Körper fordert nun seinen Tribut. Müdigkeit, Abgeschlagenheit und Trägheit gehören zum Alltag, alles für die Mittdreißiger „normal".

Ich vergleiche diesen Zustand gern mit einem Auto, das permanent unter Vollgas gefahren wird. Das geht so lange gut, wie es neu und vollgetankt ist. Geht der Tank auf Reserve, dann nimmt man automa-tisch den Fuß vom Gas und wird von alleine langsamer und vorsichtiger. Leuchtet auf einmal die Öllampe auf, fährt man extrem langsam, weil ja eine der wichtigsten Substanzen im Auto fehlt. Genau das geschieht mit Ihrem Körper. 30 Jahre Vollgas und nicht richtig getankt und auch nicht in der Werkstatt zum Ölwechsel gewesen. Was glauben Sie, wie lange das gut geht? Warum erleiden immer mehr Menschen schon mit Anfang, Mitte 30 einen Burnout oder sogar Schlaganfall oder Herzinfarkt? Die Ursachen sind meiner Ansicht nach falsche Betankung, leere Speicher und keine Wartung.

„Aus meiner bescheidenen Sicht heraus müssen die Betroffenen erst mal alle Speicher wieder füllen, bevor sie anfangen, an Verhaltensweisen und Familienorganisation zu schrauben."

Die Dreißiger sind das Jahrzehnt, das uns am meisten fordert und ausraubt. Ja, richtig gelesen, ausraubt. Unser Körper braucht und verbraucht Nährstoffe ohne Ende und er nimmt sie sich. Ungefragt, ungewollt. Er will überleben, und es ist ihm egal wie. Solange er auf Speicher zurückgreifen kann, solange wird er das tun und wir werden es nicht bemerken. Wir merken es erst, wenn die Speicher so massiv leer sind, dass es anfängt wehzutun.

Dass unerklärliche Schmerzen, Phänomene oder Symptome auftreten und der Arzt nicht weiß, was er Ihnen sagen soll.

Wir gewöhnen uns sehr schnell an weniger Haare, schlechtere Haut, den Bauchansatz und die schwindende Muskulatur. Wenn es nur das Aussehen wäre, dann wäre es gar nicht so schlimm. Es geht aber hier nicht um das Aussehen, das sich zusehends verändert. Es geht um Ihre Zellen, um Ihr Wohlbefinden und Ihre Konstitution. Sie werden alt, wenn Sie nicht realisieren, dass Ihnen etwas fehlt.

Ist es nun normal, dass wir das akzeptieren? Nein. Seien Sie offen für Neues. Durchbrechen Sie den Glaubenssatz, dass man ab 40 eben nicht mehr jung und dynamisch sein kann oder dass man mit 60 nicht mehr anfangen kann zu studieren oder eine Sportart zu lernen. Nur wer denkt, er ist alt, der ist am Ende auch alt. Und die Worte: „Ich kann das nicht!" und „Ich bin zu alt für sowas!" gehören ab sofort der Vergangenheit an. Ab damit in die Tonne!

Einer der wichtigsten Abschnitte kommt jetzt, ab 40. Hier entscheiden Sie, wie Ihre nächsten 40 Jahre aussehen werden. Aber keine Angst, wenn Sie jetzt schon wesentlich älter sind, dann geben Sie jetzt nicht die Hoffnung auf, sondern gehen Sie anders an die Sache ran: Auf jeden Fall weiterlesen und gespannt sein, wie man sich wieder jung macht.

Die Vierziger – Die Entscheidung

Wie ist es als Vierziger? Auf jeden Fall anders, als man sich das vorgestellt hat. Familie, Beruf, Freunde, Hobbys und man selbst verlangen einem vieles ab. Wir versuchen, es allen recht zu machen und dabei selbst nicht auf der Strecke zu bleiben. Die Rate der Burn-outs steigt in diesem Alter rapide an, da man weniger Reserven hat. Der Körper braucht sehr lange für die Erholung. Nachtschichten sind die Hölle. Der Schlaf wird unruhiger und ist nicht mehr so erholsam. Wir brauchen mehr Schlaf. Wir essen nicht mehr so wie früher, wir schlafen nicht mehr so wie früher und wir bewegen uns nicht mehr so wie früher. Wir schränken uns in vielen Bereichen ein und haben das Gefühl, es geht so nicht weiter. An Sport und Hobby ist kaum noch zu denken, allein der Gedanke daran löst einen Schweißausbruch aus, und wir sind froh, dass Sport kein Muss in unserem Leben darstellt, sondern immer nur eine Kann-Option. Und man kann es auch sein lassen.

„Einer der wichtigsten Abschnitte kommt jetzt, ab 40. Hier entscheiden Sie, wie Ihre nächsten 40 Jahre ausgehen werden."

Leider fordern die Jahre weiteren Tribut. Die Beweglichkeit wird eingeschränkter, das morgendliche Aufstehen gleicht einem Folterritual, es dauert, bis der doch noch gar nicht so alte Körper endlich in die Gänge kommt. Ohne Kaffee geht meistens sowieso nichts mehr – und meist dann ohne Frühstück aus dem Haus, da Frühstück ja total überbewertet wird. Richtiges Essen steht ganz weit unten in der Bedürfnis-Pyramide; ob es uns auch bekommt, ist nicht so wichtig. Was wir tagsüber essen, ist dabei gar nicht das Problem, da der Körper ja aktiv ist, es verbraucht und auch gebrauchen kann. Die großen Fallen sind die Naschereien zwischendurch: die Kekse, die zuckerhaltigen Saftschorlen oder die Schokolade hier und da. Oder, was gerade bei Männern häufig vorkommt, tagsüber nichts essen, dafür aber abends so richtig, und anschließend vollgefressen auf die Couch fallen, den Insulinrausch genießen und dabei vor dem Fernseher einschlafen. So vergehen die Tage und Jahre, und man fragt sich, warum die Hose schon wieder enger ist und der Rücken immer noch wehtut. Man ist doch schon so vorsichtig bei jeder Bewegung. Ja, eben: Das ist ja das Problem.

Wer kennt ihn nicht, den Spruch: „Wer rastet, der rostet." Der Körper rostet tatsächlich im wahrsten Sinne des Wortes ein, und die Gelenke werden steif. Das wird von Jahr zu Jahr schlimmer. Dadurch, dass das immer schlimmer wird, kommt man leicht in die Versuchung zu sagen, das man sich besser schonen sollte, aber genau das ist der Anfang vom Ende. Der Verfall beginnt, die Zunahme der Körpermasse nimmt ihren Lauf. Da hilft nur: Hoch den Hintern, durch die Schmerzen durch und sich bewegen – und vor allem viel trinken! Wir müssen nämlich eines verstehen: Trinken ist Leben. Ohne Trinken überleben wir keine drei Tage.

Unser Leben ab 40 ist so geprägt von Druck, Hektik, Stress und Anforderungen, dass wir uns völlig in den Hintergrund stellen. Gleichzeitig nimmt uns die Natur wesentliche Hormone, die uns die letzten Jahre den Antrieb gestiftet haben, und wir werden träge. Die Muskelmasse nimmt jetzt ebenfalls ab, wenn wir nicht aktiv etwas tun und sie trainieren. Alles kommt zu kurz, nicht nur das ordentliche Essen, sondern leider auch das Trinken. Denken Sie kurz darüber nach, wie wichtig Ihnen die tägliche Wasseraufnahme ist. Wie viel trinken Sie selbst täglich? Wie viel haben Sie bisher getrunken? Das große Problem ist, dass wir das Wassertrinken einfach vergessen und ihm nicht genug Aufmerksamkeit schenken. Dabei geben wir nicht nur über die Haut, vor allem beim Schwitzen, sondern auch über die Verdauung und den Urin täglich sehr viel Flüssigkeit ab. Und wussten Sie, dass Sie pro Tag allein ca. 500 ml Flüssigkeit über Ihre Atmung verlieren? Mehr dazu lesen Sie im Verlauf des Buches.

Unsere Körpermaschine

Eigentlich sind wir eine gut und automatisch funktionierende Maschine. So lange wir sie füttern und in Bewegung halten, läuft sie. Mehr oder weniger rund, aber sie läuft. Diese Maschine verbrennt Dinge, um Energie herzustellen. Sie braucht Energie, um alle Funktionen aufrechtzuhalten. Allein die Tatsache, dass unser Körper eine Temperatur von 37 Grad hat, zeigt, dass hier etwas abläuft, was mit Energie zu tun hat.

Jetzt wird es ein wenig „technisch", aber keine Sorge, ich gehe nicht zu sehr ins Detail. Bei jeder Verbrennung, egal welcher Art, entstehen Abgase und Schadstoffe. Ganz gleich, ob wir Stroh oder Fleisch oder den Toast verbrennen, es entstehen immer Abgase. Unser Stoffwechsel ist nichts anderes als eine Art Ofen, der Nahrung verbrennt. Dieser Ofen liefert die Energie, damit wir uns bewegen, denken, atmen und leben können. Ohne Essen ist es nicht dauerhaft möglich zu funktionieren, weil der Ofen Brennstoff zur Energieerzeugung benötigt.

Wie bei jedem Verbrennungsprozess entstehen auch in unserem Stoffwechsel beim Verbrennungsprozess von Nahrung zur Energiegewinnung Schadstoffe und Abgase. Es gibt Nahrung, die schnell brennt und annähernd rückstandslos, und es gibt Nahrung, die sehr schlecht und sehr schadstofferzeugend brennt (ein Beispiel: Pommes. Sehr schwer verdaulich, ganz üble

Fettquelle, verbrennen sehr schlecht und erzeugen sehr viele Abfallprodukte). Unser Darm ist unser Abgassystem, unsere Nieren und Leber sind die Katalysatoren und filtern allen Schmutz heraus, und über Urin und Stuhl werden wir die meisten Giftstoffe wieder los.

Und jetzt kommt der springende Punkt: Wir können den Körper dabei unterstützen, die „Abgase", die wir selbst durch „schlechte" Nahrungsaufnahme und Verwertung erzeugen, zu entsorgen – durch Flüssigkeit. Trinken Sie nicht ausreichend, dann bleiben viele dieser Abfallprodukte in Ihrem Körper. Diese Abfallprodukte sind u. a. die sogenannten freien Radikalen. Sie entstehen nicht nur durch den Verbrennungsprozess von Nahrung, sondern auch durch Stress und Überlastung, zum Beispiel wenn wir angestrengt falsch atmen oder uns gehetzt fühlen. Sie entstehen durch den Energiebereitstellungsprozess des Körpers und müssen raus – und das geht am besten durch viel Trinken, und zwar das richtige Trinken.

„Was ist denn nun so schlimm daran, wenn man nicht ausreichend trinkt? Millionen Menschen beweisen uns ja täglich, dass man nicht viel braucht, um zu überleben. Aber in diesem Buch geht es nicht ums Überleben, sondern es ist ein Buch über die ewige Jugend, gepaart mit Gesundheit."

Es gibt unzählige Erkrankungen, die ihre Anfänge in dieser fünften Dekade, also ab 40, nehmen. Schuld daran sind oft auch die sogenannten freien Radikale (mehr dazu lesen Sie im Kasten auf Seite 31). Wir müssen nicht nur über Krebs reden, wir haben auch Angst vor Rückenleiden, (stressbedingten) Kopfschmerzen, Herzinfarkt, Schlaganfall, Diabetes usw. Vielleicht erkennen Sie schon, worauf ich hinauswill und welches Muster dahintersteckt. Ich bringe mal die Jahrzehnte chronologisch hintereinander, die wir bisher behandelt haben:

0 bis 20: Wir füllen unsere Speicher und stehen unter hormonellem Volldampf.

20 bis 30: Berufliche und familiäre Verän-derungen treten in unser Leben und sorgen dafür, dass wir anfangen, von unseren Speichern zu zehren bzw. zu leben. Der Vorteil in dieser Dekade ist, dass der hormonelle Überschuss so groß ist, dass vieles dadurch kompensiert wird.

Ab 30 leeren sich die Speicher und die Hormone treten den Rückzug an – gerade jetzt, wo der Stress und die Belastung am größten und der Nachschub an Nährstoffen eher spärlich ist. Die Speicher leeren sich stetig, und erste „Ausfallerscheinungen" treten auf: Rast- und Ruhelosigkeit, Müdigkeit, Abgeschlagenheit, Haarausfall, Bauchfett, Cellulite, Falten, Depressionen und Burn-out.

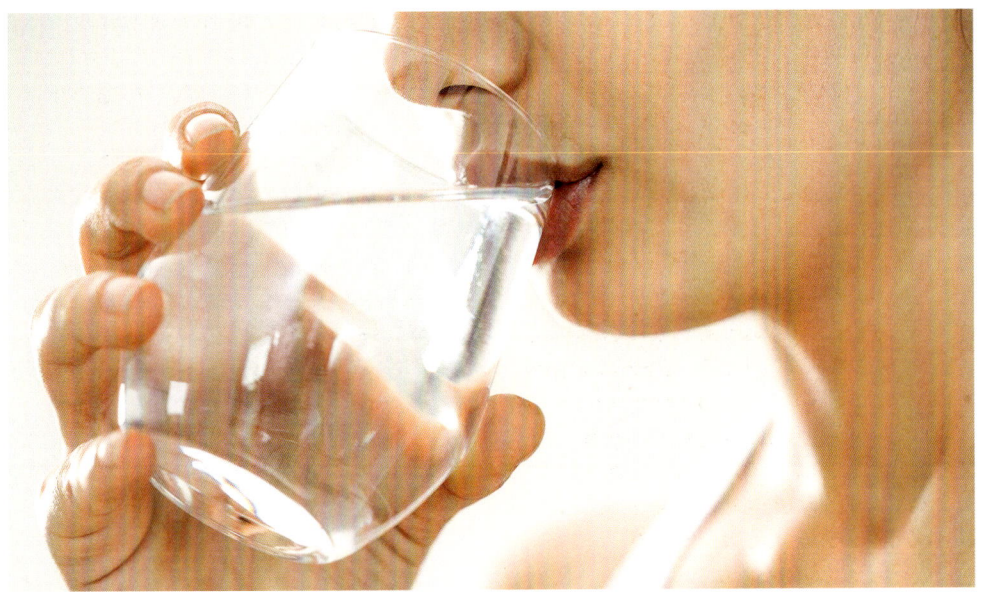

Ab 40 werden die (Alters-)Erscheinungen massiver und treten verstärkt auf. Krankheiten beginnen, oft auch bedingt durch die heimliche „Arbeit" der freien Radikale (siehe Kasten auf Seite 31). Der Körper verändert sich nicht nur äußerlich, sondern auch innerlich. Die Konzentration sowie körperliche und geistige Leistungsfähigkeit nehmen ab, und das Risiko für Krebs, Diabetes und koronare Herzerkrankungen (KHK) nimmt zu. Durch wenig Flüssigkeit und wenig Bewegung findet kein richtiger Austausch von Nährstoffen mehr statt. Der Körper fängt an zu „verkleben". Dieser Prozess sorgt auch dafür, dass immer mehr Schmerzen auftreten, an Knien, Hüfte, Rücken, Gelenken. Dem Körper fehlt es an Bewegung, Schmierung, Flüssigkeit und Sauerstoff, ganz zu schweigen von den Nährstoffen, die er täglich benötigt. Ja, die Weichen sind gestellt. Ab 50 ist der Körper schon sehr geprägt von den ersten 50 Jahren.

„Ich denke, wer eins und eins zusammenzählen kann, der weiß jetzt schon, dass die wesentlichen Schlüssel darin liegen, viel Wasser zu trinken, Nährstoffe im Überfluss zu sich zu nehmen und sich zu bewegen."

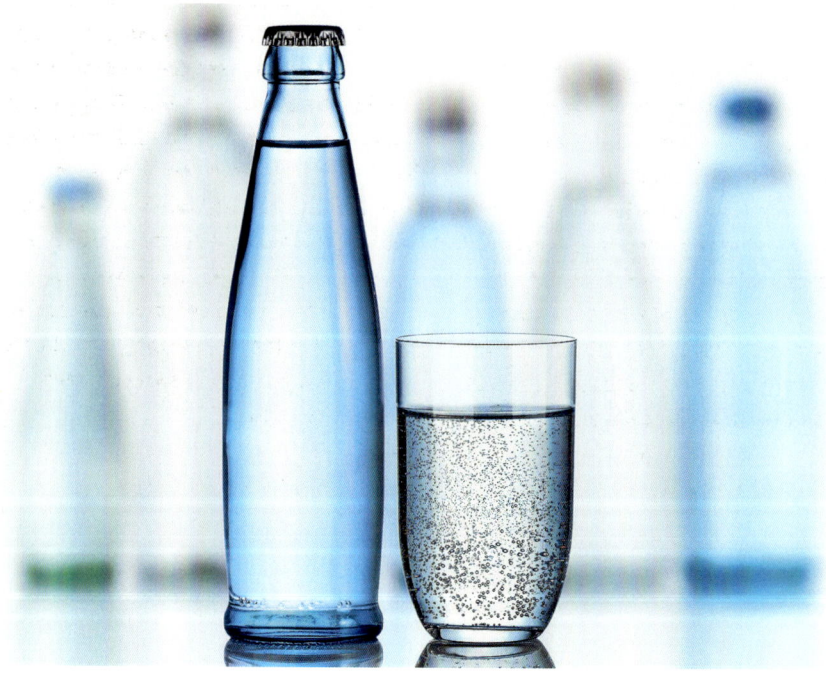

Freie Radikale – und wie sie bekämpft werden können

Sie hören sich ja schon nicht freundlich an, die freien Radikale, und das sind sie auch nicht. Freie Radikale sind reaktionsfreudige und aggressive Moleküle, die im Körper Zellwand, Zellbestandteile und die Erbsubstanz schädigen oder sogar zerstören können. Sie sind u. a. auch an der Entstehung von Krebs beteiligt und lassen den Körper altern. Wenn es uns nicht gelingt, sie auszuschwemmen, dann schaden sie uns, denn bei unserer Lebensweise mit Belastungen wie Stress und Umweltschadstoffen werden freie Radikale oft in solchen Mengen erzeugt, dass der Körper ohne Unterstützung nicht mehr damit fertig wird.

Wo liegt nun die Gefahr? Die freien Radikalen haben ein sogenanntes „ungepaartes Elektron". Das macht sie so gefährlich. Denn sie schwirren in unserem Körper herum und „stibitzen" von gesunden Zellen die Elektronen und schwächen sie damit. Bei so einer Kettenreaktion verschwinden nach und nach funktionierende Moleküle und es entstehen unerwünschte Moleküle. Wenn diese Veränderungen unser Erbgut, die DNA, betreffen, entstehen „Lesefehler", die zu degenerativen Erkrankungen oder sogar Krebs führen können. Die gute Nachricht: Da diese freien Radikale gleichzeitig meistens Sauerstoff enthalten, können sogenannte Antioxidanzien die Reaktionen der Radikale verhindern, indem sie sie „entgiften", das heißt, chemisch verändern oder binden. Gute Radikalfänger sind die Vitamine A, C, E und das Spurenelement Selen.

Freie Radikale können durch erhöhte Flüssigkeitsaufnahme und die richtigen Nahrungsinhaltsstoffe rausgeschwemmt und unschädlich gemacht werden. Je gesünder Sie essen, je mehr Sie trinken und je besser Sie Ihren Körper mit den besten Vitalstoffen, die als Radikalenfänger unterwegs sein können, versorgen, umso weniger Angst müssen Sie vor Krankheiten und Krebs haben. Das gilt im Übrigen nicht nur für Krebs. Übrigens: Viele Krankheiten haben ihren Ursprung darin, dass ihre Erreger nicht ausgeschwemmt werden und sich ansiedeln und festsetzen können. Ein Beispiel, das Sie aus dem eigenen Leben kennen: Wenn Sie mit einer Grippe zum Arzt gehen und er Ihnen den Tipp gibt: „Trinken Sie viel!", ist genau das damit gemeint: rausschwemmen.

Die Fünfziger – Mehr als die Hälfte ist rum ...

... sagen die meisten Menschen, die ihren 50. Geburtstag feiern. Das ist aber ein Trugschluss. Der Körper ist darauf ausgelegt, sehr viel länger zu leben. Forscher behaupten zwar, dass durch Zellteilung, die sogenannte Telomerase, das genetische Alter vorbestimmt sei, dem widerspreche ich aber, auch, wenn ich Ihnen den Beweis derzeit noch schuldig bleiben muss. Ich kann und werde es nicht akzeptieren, dass Krankheiten als normal angesehen werden. Ich werde es ebenso wenig akzeptieren, dass man mit 80 alt sein soll und als Verkehrshindernis angesehen wird, das in der U-Bahn einen Sitzplatz angeboten bekommt. Ich habe mir vorgenommen, meinen ersten Marathon mit 80 oder besser noch mit 90 zu laufen. Jetzt fühle ich mich zu jung dafür – es wäre weder eine Herausforderung noch ein Anreiz, aber in 50 Jahren kann ich mir sehr gut vorstellen, mehr auf Ausdauersport zu setzen. Aufgeben ist keine Option! No retreat – no surrender, wie der Titel eines Martial-Arts-Film lautet: Kein Rückzug – kein Aufgeben!

„Ich werde bei Ihnen ein Bewusstsein kreieren. Ein Bewusstsein für sich selbst, für Ihre Gesundheit und Ihre Wahrnehmung. Glauben Sie mir, Ihr Körper und Geist sind Ihre besten Ratgeber."

Zurück zur sechsten Dekade. Haben Sie das ganz normale Leben eines normalen Menschen gelebt, dann sind Sie jetzt da, wo ich es eben beschrieben habe. Die ersten Alterserscheinungen machen sich bei Ihnen bemerkbar und haben Sie schon ein bisschen im Griff. Der Hormonspiegel hat sich im Vergleich zu einem 25-Jährigen bereits mehr als halbiert. Können Sie sich das vorstellen? Die 25-Jährigen müssen sich nur halb so sehr anstrengen, um gut auszusehen, weil sie mehr als doppelt so viele Hormone haben. Das sollte Sie beruhigen, denn damit wissen Sie, dass Sie für vieles in und an Ihrem Körper nichts können.

Nur ein Beispiel: Insbesondere die Stoffwechselhormone, zum Beispiel die Schilddrüsenhormone oder das Melatonin für die Regeneration und den Schlaf, spielen beim Fettstoffwechsel und bei der Erholung eine gigantische Rolle. Das bedeutet: Ein junger Mensch kann essen und trinken, was er will, er wird nicht dick, wenn er es nicht maßlos übertreibt oder eine Stoffwechselfehlfunktion hat. Ab 50 jedoch müssen wir sehr genau darauf achten, was wir essen und trinken und dass wir ausreichend schlafen, sonst altern wir in Warp-Geschwindigkeit. Unfair, nicht wahr?

Dadurch, dass die Hormone ein Level erreichen, der wirklich sehr beängstigend ist, werden wir träge, müde, schlapp und inaktiv, leider in allen Bereichen. Und leider gibt man sich meist den Beschwerden hin. Also: Hormone schwinden, Beschwerden nehmen zu. Die freie Radikale, diese kleinen Feinde, werden mehr und mehr. Der Körper verklebt und steift immer mehr ein. Die Durchblutung wird dadurch schlechter. Der Sauerstofftransport im Blut wird schwieriger. Alles fällt einem schwerer. Blut dickt ein, Gefäße verlieren ihre Elastizität, Bluthochdruck ist im Anmarsch. Die Arteriosklerose nimmt ihren Lauf und sorgt dafür, dass die Gefäße nach und nach enger werden.

Die Libido nimmt rapide ab 50 ab. Das beginnt schon ab 30 und nimmt über die 40 stark zu, aber ab 50 ist nichts mehr so, wie es einmal war. Aber man gewöhnt sich – leider – an alles, und irgendwann weiß man gar nicht mehr, was einem fehlt: Dadurch, dass auch die Hirnleistung nachlässt, finden wir es gar nicht mehr schlimm, keinen oder nur noch wenigen Sex zu haben. Wie soll man auch Lust bekommen, wenn man mit einem Bruchteil der Hormone eines jungen Menschen auskommen muss und diese Hormone auch noch für die restlichen Prozesse im Körper verbraucht und genutzt werden? Nicht ohne Grund gibt es den Spruch „Hast du noch Sex oder spielst du schon Golf?"

Das ist der natürliche Gang der Dinge. Es heißt aber nicht, dass man es erstens nicht ändern kann und zweitens so akzeptieren muss. Schließlich leben wir im 21. Jahrhundert. Es ist auf jeden Fall möglich, den Hormonspiegel auf natürliche Art und Weise auf dem Niveau eines 30-Jährigen zu halten, auch mit 50, 70 und auch mit 100 noch. Und ich rede hier nicht von Hormontherapie. Wie Sie das anstellen, erfahren Sie im weiteren Verlauf des Buches.

Cholesterin – megawichtig!
Leider wird dem Cholesterin fälschlicherweise viel Schlechtes zugeschrieben, was aber so nicht stimmt. Cholesterin ist lebensnotwendig und muss im Körper vorhanden sein, denn ohne diese Substanz würden wir in kurzer Zeit sterben. Cholesterin ist ein sogenannter Fettbegleitstoff, der für viele Prozesse im Körper verantwortlich und nützlich ist, u. a. für die Synthese von Hormonen. Nun ist bei vielen Menschen das „schlechte" Cholesterin, das LDL-Cholesterin, erhöht, was ein höheres Infarkt- und Schlaganfallrisiko darstellt. Daher wird bei über 50-Jährigen das Cholesterin im Körper mit Medikamenten oft künstlich unterdrückt, damit greift man aber auch in das letzte bisschen Hormonproduktion ein. Viel sinnvoller wäre es, bei zu hohen Cholesterinwerten eine gesündere Ernährung, Bewegung, viel Trinken und Sex zu verordnen – so würde sich das Infarktrisiko und vieles andere wesentlich effektiver verringern lassen.

60 und danach

Eigentlich eine tolle Zeit: Das Arbeitsleben ist rum, die Familie ist groß, der Stress nimmt sein Ende. Endlich Zeit für sich selbst. Endlich machen, was man will. Urlaub, Hobbys, Freunde, das Haus, die Wohnung, die Enkel. Alles könnte seinen Gang gehen und friedlich sein – aber leider verbringen viele von uns nun mehr Zeit im Wartezimmer ihres Arztes als mit all den Dingen, die sie sich so schön vorgestellt hatten. Der Rücken, die Knie, die Schulter, das Herz, der Blutdruck, der Kopf, das Hirn, die Finger, der Darm, der Beckenboden, die Prostata … und gerade der letzte Punkt erhält viel zu wenig Aufmerksamkeit. Die Prostata ist oft einfach ein Tabuthema, selbst wenn sie Probleme macht.

„Es geht hier um Ihre Gesundheit und um Ihr Leben. Es ist ganz allein Ihre Entscheidung, wie Sie alt werden möchten und wie Sie sich Ihren Lebensabend vorstellen."

Eigentlich beginnen die Probleme an dieser Stelle schon mit 50, nur redet niemand drüber. Wie schon erwähnt nimmt ab 50 der Sex rapide ab. Damit wird die Prostata nicht mehr so gebraucht, entwickelt sich zurück bzw. bietet den freien Radikalen eine gute Anlaufstelle. Krebs kann entstehen, der über Jahre nicht bemerkt wird, denn gerade Männer nehmen Vorsorgeuntersuchungen nicht wahr und wollen nichts davon wissen, dass es vielleicht nicht mehr so „läuft" wie früher. „Wasserlassen" ist mit Mitte 50 nicht mehr so wie mit 40 – aber man weiß ja irgendwie, dass das „normal" ist und jeden betrifft.

Die Folge: „Mann" ab 60 trinkt extrem wenig, weil das Wasserlassen sehr unangenehm ist. Wir wissen, wenig trinken verklebt den Körper. Alles schmerzt. Die Konsequenz? Wir bewegen uns nicht. Der Körper steift noch mehr ein. Die Konsequenz? Noch mehr Wehwehchen, der Blutdruck steigt, das Blut wird dicker, die Blutzirkulation langsamer und schwieriger, freie Radikale haben mehr Möglichkeiten anzudocken. Viele Männer kümmern sich erst um ihre Prostata, wenn es gar nicht mehr anders geht, und oft ist es dann schon sehr spät oder vielleicht sogar zu spät. Das Risiko, an Prostatakrebs zu erkranken, liegt bei insgesamt 13 Prozent. Also: Männer, nehmt die Sache ernst und geht gleich zur Vorsorge, wenn die Probleme beim Wasserlassen größer werden! Der jährliche Besuch beim Urologen sollte ein fester Termin im Kalender sein: Abtasten, Abstrich und Test.

Für Frauen gilt bezüglich der Brust Ähnliches. Brustkrebs ist bei Frauen die häufigste Krebsform, laut Robert Koch-Institut (RKI) erkrankt jede neunte Frau in Deutschland an Brustkrebs – auch hier hilft die jährliche Vorsorgeuntersuchung, böse Überraschungen zu vermeiden.

Egal ob Mann oder Frau: Trinken trägt dazu bei, dass die freien Radikale daran gehindert werden, ihr übles Werk zu tun. Das Leben kann so schön sein, wenn man die einfachen Dinge beherzigt. Dazu muss man sie aber wissen und verstehen. Ich für meinen Teil war noch nie so fit in meinem Leben wie jetzt mit Mitte 40. Ich war noch nie so leistungsfähig und so trainiert wie jetzt. Und das nur durch die einfachen Faktoren Wasser, Nährstoffe, ein bisschen Bewegung und das Verstehen der Zusammenhänge im Körper. Bewusster leben und sich an ein paar Spielregeln halten, mehr ist es nicht.

Lassen Sie nicht zu, dass sich durch die wenige Wasseraufnahme die Arterien weiter zusetzen, die Elastizität der Gefäße immer weiter abnimmt und das Blut immer dicker wird. Medikamente wie Blutdrucksenker, Cholesterinsenker, Schmerzmittel oder auch nur Mittel gegen Erkältung zeigen ihre Nebenwirkungen – die verstärkt auftreten, weil sie lange im Blut bleiben, weil so wenig getrunken wird. Wenn es dann noch Mittel gegen die Nebenwirkungen gibt, beginnt der Kreislauf von vorn. Schluss damit – beschäftigen wir uns lieber damit, eine Reise in die Vergangenheit anzutreten, um danach die Uhren wieder zurückzudrehen.

Time to make a change!

Ja, es ist Zeit, etwas zu verändern. Ich möchte, dass Sie Ihr Gehirn anstrengen und nutzen. Denn wir werden nicht nur die Uhren Ihrer körperlichen Biologie zurückdrehen, sondern auch die Ihres Geistes und Ihrer Seele. Ich werde Ihnen Dinge in den Kopf zurückholen, die Sie schon lange vergessen haben, und Sie werden sehen, es wird Ihnen neue Energie geben. Denken Sie ab jetzt daran: Seien Sie offen für neue Denkansätze, Denkmuster, Verhaltensmuster. Durchbrechen Sie alt eingeschliffene Prozesse und starten Sie mit mir in ein neues gesundes und junges Leben.

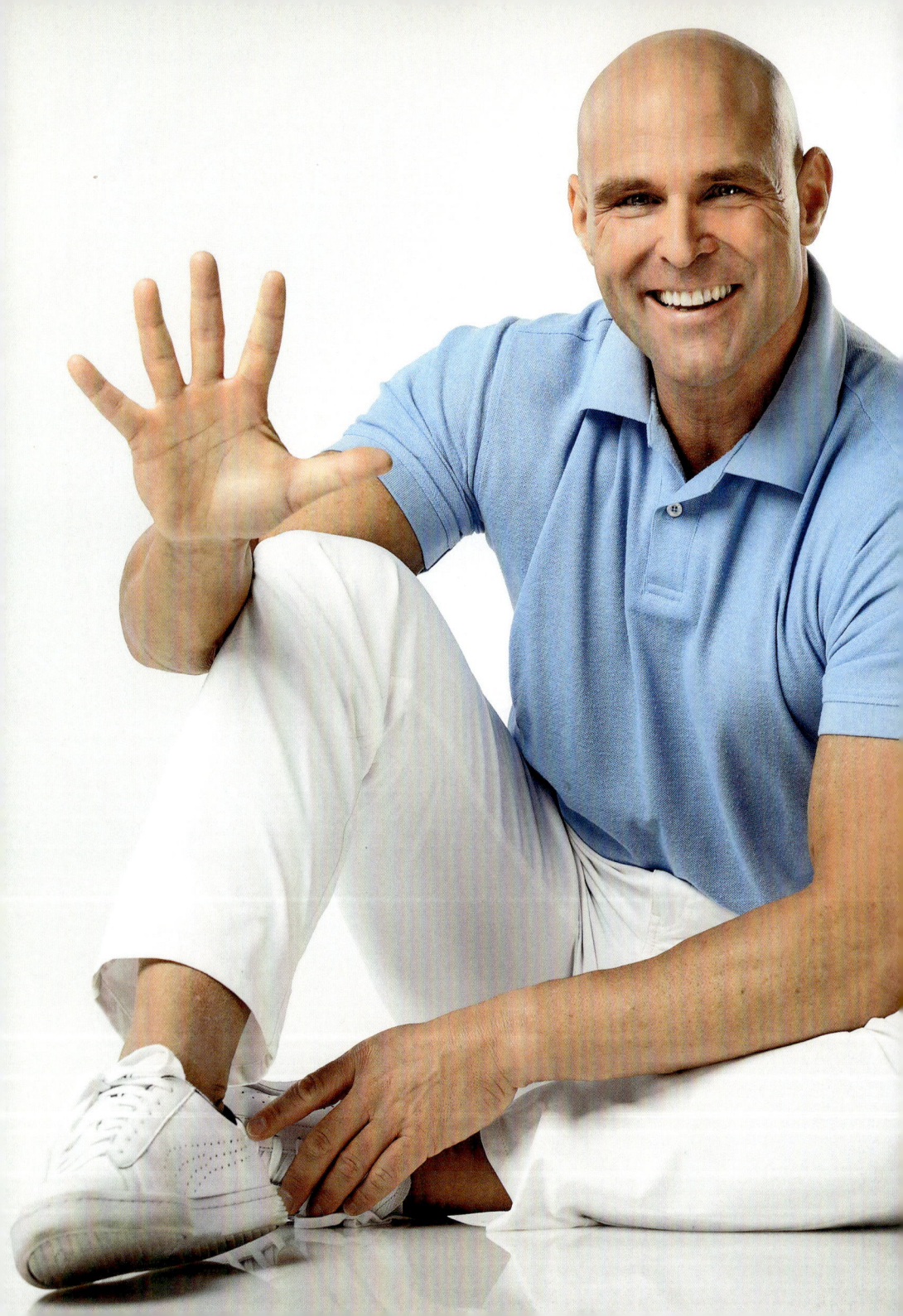

DIE REISE BEGINNT!

Schön, dass Sie noch da sind und dass es Sie interessiert, wie es weitergeht! Das bedeutet, Ihr Körper und Ihre Gesundheit sind Ihnen wichtig, und das sind die wichtigsten Voraussetzungen, mit dem Programm in diesem Buch Erfolg zu haben. In diesem Kapitel geht es darum zu verstehen, dass Gesundheit nicht das Fernbleiben von Krankheiten bedeutet, sondern das Leben uneingeschränkt zu genießen.

Jeder ist seines Glückes Schmied.
Appius Claudius Caecus, römischer Staatsmann, ca. 300 v. Chr.

Bestandsaufnahme

Bevor wir mit dem eigentlichen Programm beginnen, möchte ich gern wissen, wie es Ihnen geht, in welcher Dekade Sie sich gerade befinden und wie Ihre Lebensumstände sind. Denn jede Reise, die man anfängt, beginnt an einem Ausgangspunkt, und um ein Ziel zu erreichen, muss man immer wissen, von wo man startet. Dabei ist nicht nur die körperliche Verfassung ausschlaggebend, sondern auch die geistige. Es ergibt keinen Sinn, sich auf eine Reise zu machen ohne Gepäck, ohne Landkarte und Proviant. Wer gut vorbereitet ist, kommt auch sicher an sein Ziel. Apropos Ziel. Ihr Ziel sollten wir vorher noch kurz besprechen. Sie müssen weder etwas schreiben noch malen, Sie sollen visualisieren.

„Schön, dass Sie noch da sind! Das bedeutet, Ihr Körper und Ihre Gesundheit sind Ihnen wichtig, und das sind die wichtigsten Voraussetzungen für dieses Buch und dieses Programm.‟

Visualisieren: Ziele finden und Wirklichkeit werden lassen

Ein ganz wichtiger Punkt, dem Alter zu entfliehen, sind Träume und Visionen. Nur wer immer weiter träumt, wird auch immer Lust auf Leben haben. Wenn wir uns gut fühlen, lachen, Freude empfinden, dann gibt es eine Handvoll Hormone als Dankeschön (dazu später mehr). Alleine die Glückshormone führen dazu, dass wir Lust auf mehr bekommen und unser Körper aktiver und agiler wird. Dass der Stoffwechsel runder läuft, dass wir uns einfach wohlfühlen. Wenn ein Tag gut war, wenn wir fleißig und mit unserer Leistung zufrieden waren, löst unser Gehirn die Belohnung „Glückshormone‟ aus, und ein positiver Kreislauf beginnt. Alles, was Ihnen Freude, Spaß und Zufriedenheit bereitet, sorgt für Ihr Wohlbefinden.

Schließen Sie mal für einen Moment die Augen und versuchen Sie sich in Gedanken in die Zukunft zu beamen. Stellen Sie sich Ihr Leben in 50 Jahren vor. Sorry, es ist mir gerade egal, ob Sie schon 70 sind, denn wir planen ja, weit über 100 zu werden. Die Vorstellung geht ganz einfach: Alles ist wie heute. Nur etwas fitter und entspannter, weil Sie ja nicht mehr arbeiten müssen. Aber wahrscheinlich wollen Sie noch arbeiten, weil Ihnen sonst zu langweilig ist.

Spaß beiseite. Noch mal der ernst gemeinte Hinweis. Stellen Sie sich Ihr Leben in 20, 30, 40, 50 Jahren vor. Wie soll es sein? Ich möchte, dass Sie positive Gedanken entwickeln. Nur positive Gedanken bringen Zufriedenheit und Wohlbefinden.

Schlechte Gedanken führen zu einer negativen Hormonausschüttung, das heißt der Körper schüttet das Stresshormon Cortisol aus – auch dazu später mehr.

Ich möchte Ihnen ein paar meiner Ziele als Anregung geben. Ich sehe mich im Alter von 100 Jahren mit meiner Frau auf dem Golfplatz Golfturniere spielen, mit meinen Söhnen und Enkeln um die Wette putten. Mit meinen Kindern reisen und die Welt erkunden. Sprachen lernen und fit wie ein Turnschuh sein. Ich erwähnte schon, mit 90 möchte ich meinen ersten Marathon laufen. Ärzte treffe ich nur privat und bei Fachvorträgen über Gesundheit. Ich möchte Menschen immer noch für ihren Körper und ihre Gesundheit begeistern und ein tolles Vorbild für „das neue Alt" sein. Denn mein „Alt" ist nicht das, was Sie noch im Kopf haben.

„Keine Sorge, Sie müssen jetzt nichts malen, zeichnen, schreiben. Sie müssen *nur* visualisieren. Träumen."

Sie sollten für sich Ziele finden und diese immer wieder erträumen, um sie auch zu erleben. Sie werden sehen, Träume können Wirklichkeit werden. Der Geist ist mächtiger, als Sie denken! Deshalb mein Rat: Denken Sie nur positiv. Ich habe es leider oft genug erlebt, dass, wenn jemand permanent von Krankheiten gesprochen

hat, er – schwups – krank wurde. Man nennt dieses Phänomen self-fullfiling prophecy, selbsterfüllende Prophezeiung. Also, lassen Sie positive Gedanken Ihr Herz und Unterbewusstsein bewohnen.

Der Körper ist eine wunderbare Maschine und er verzeiht viel, insbesondere, wenn er merkt, dass man ihm gut will und tut. Dann repariert er sich sozusagen – was er zum Reparieren braucht, erfahren Sie noch. Egal an welcher Stelle Ihres Lebens Sie jetzt gerade stehen: Träumen Sie, freuen Sie sich auf alles, was kommt. Die Anleitung dazu bekommen Sie jetzt von mir – und das Reparaturzeug, um die bisher entstandenen Schäden zu reparieren, auch.

Unser Deal: Der Vier-Wochen-Vergleich

Sie füllen den Fragebogen auf der folgenden Seite aus und machen das Gleiche in vier Wochen noch mal, dann haben wir einen Vergleich. Nennen wir es einen Beweis für das Programm. Man vergisst sehr schnell, wo man gestartet ist und wie es einem (er)ging. Deshalb macht es Sinn, sich am Anfang ein paar Notizen zu machen und darüber bewusst zu werden, wo man steht und was man verändern möchte. Wenn ich an der Universität strategisches Management und Planung unterrichte, erkläre ich den Studenten, dass jeder von ihnen ein kleines Unternehmen darstellt und erst mal für sich eine strategische Planung für sein Leben machen soll. Denn das, was für Unternehmen gilt, gilt auch für den normalen Menschen: Mit einem Plan kommt man wesentlich schneller ans Ziel. Aus diesem Grund liebe ich die Navigationssysteme in Autos. Sie sparen unglaublich viel Zeit, weil sie immer wieder die Strecke neu berechnen, auf „Ereignisse" eingehen und die Route dahingehend anpassen.

Das Leben ist nicht statisch. Es ist dynamisch (manchmal mehr, als einem lieb ist). Das heißt übersetzt: Beißen Sie sich nicht an Ideen fest. Seien Sie, was Ihr Leben angeht, immer offen für Neues, neue Herausforderungen und neue Themen. Wer nicht nach vorne geht, lebt in der Vergangenheit und wird auch nicht von morgen träumen – und Sie wissen ja bereits, wie wichtig das Träumen für Ihr Leben und Ihre Gesundheit ist. Nur wer träumt, hat Lust auf morgen und wird alles dafür tun, es zu erleben und zu genießen.

Lassen Sie uns eine Bestandsaufnahme machen, um den Standort bestimmen. Dann legen wir Ziele fest und anschließend bestimmen wir den Weg, auf dem wir diese Ziele erreichen. Auch im Leben gibt es die kürzeste Route, die schnellste Route und die sparsamste Route. Welche sich am besten für Sie eignet bzw. was die Vor- und Nachteile sind, zeige ich Ihnen noch.

Die Navigationseingabe: Der Startpunkt

Bitte vergeben Sie im Folgenden Schulnoten von 1 bis 6. Machen Sie einfach Kreuze in die Felder. In vier Wochen machen wir das noch mal und schauen, ob die Kreuze sich verändert haben. Ich möchte hier noch mal darauf hinweisen, dass dies keine ärztliche Anamnese ist. Hier soll nur eine eigene Bestandsaufnahme erzeugt werden.

Bestandsaufnahme Ihres derzeitigen körperlichen und seelischen Zustands:

FRAGE/ZUSTAND	NOTE 1, SEHR GUT	NOTE 2, GUT	NOTE 3, BEFRIE- DIGEND	NOTE 4, AUSREI- CHEND	NOTE 5, MANGEL- HAFT	NOTE 6, UNGE- NÜGEND
Wie ist Ihr Allgemein- zustand?						
Wie ist Ihr geistiger Zustand?						
Wie ist Ihr allgemeiner körperlicher Zustand?						
Wie ist Ihre Ausdauer?						
Wie ist Ihr Schlaf?						
Wie ist Ihre Stressresistenz?						

Einschätzung Ihres körperlichen und seelischen Zustands vier Wochen später:

FRAGE/ZUSTAND	NOTE 1, SEHR GUT	NOTE 2, GUT	NOTE 3, BEFRIE- DIGEND	NOTE 4, AUSREI- CHEND	NOTE 5, MANGEL- HAFT	NOTE 6, UNGE- NÜGEND
Wie ist Ihr Allgemein- zustand?						
Wie ist Ihr geistiger Zustand?						
Wie ist Ihr allgemeiner körperlicher Zustand?						
Wie ist Ihre Ausdauer?						
Wie ist Ihr Schlaf?						
Wie ist Ihre Stressresistenz?						

Die Navigationseingabe: Das Ziel

Sie hatten vor ein paar Seiten die Aufgabe, sich etwas auszudenken, und konnten schon anfangen zu träumen. Teilen Sie Ihre Ziele auf in körperliche Ziele, geistige Ziele und seelische Ziele. Dann haben Sie mehr davon. Es ist zu einfach und nicht greifbar, wenn man nur sagt: „Ich möchte, dass es mir gut geht."

Worin liegt der Unterschied zwischen Geist und Seele? Ein einfaches Beispiel bringt Licht ins Dunkel: Als geistiges Ziel würde ich mir setzen, viele Fremdsprachen zu lernen. Als seelisches Ziel würde ich mir Zufriedenheit und ein immerwährendes, glückliches Familienleben wünschen. Den Geist kann und muss man herausfordern, sonst verkümmert er. Und an der Seele kann und muss man arbeiten.

„Man könnte es auch so sagen: Mit dem Geist kann man lernen und mit der Seele kann man fühlen."

Der Mensch kann nur alt werden, wenn alles in ihm im Einklang ist. Hört sich esoterisch an, ist aber so. Unsere Gedanken haben leider einen sehr großen Einfluss auf unsere Zellteilung und Zellzerstörung, schon durch die Tatsache, dass unsere Gedanken auch immer Hormonschübe auslösen – entweder gute oder schlechte. Dementsprechend wäre es Ihnen zu empfehlen, so wenig wie möglich schlechte Gefühle in sich aufzunehmen und zu „denken". Das hat nichts mit Esoterik zu tun, sondern mit Biochemie.

Zurück zu unserer Zielfindung. Das folgende Beispiel kennen Sie nur zu gut: Neujahrsvorsätze. Jedes Jahr aufs Neue setzt man sich neue Ziele fürs neue Jahr. Und wie lange halten die? Es ist besser, wenn man mit seinen Vorsätzen nicht allein bleibt, deshalb vertrauen Sie mir, denn ich weiß, wie man lange motiviert und mit Spaß an der Sache bleibt. Falls Sie sich noch nicht zum Online-Coaching registriert haben, dann nutzen Sie doch gerade die Pause dafür und betrachten mich gleich mal auf meinem Portal etwas näher. Welche Pause? Na die, die Sie jetzt machen, um sich zu registrieren und um ein großes Glas Wasser zu trinken. Gehen Sie direkt auf www.give-me-five.tv und wählen Sie das Programm zu diesem Buch aus und/oder laden Sie sich die kostenlose App aus dem App-Store herunter. Suchen Sie einfach meinen Namen im App-Store und laden Sie die App auf Ihr Gerät. Wir sehen uns gleich!

„Wir können frei entscheiden, was wir wollen und was nicht. Das ist der Luxus unserer Gedanken, unserer Gefühle und unseres Handelns."

Hier lasse ich Ihnen nun ein bisschen Platz für Ihre Ziele. Ich gebe Ihnen auch noch eine Zeitvorgabe. Es gibt Ziele im Leben, die erreichen Sie erst sehr spät, und es gibt Ziele im Leben, die sich sehr kurzfristig erreichen lassen. Andere wiederum dauern eine Weile, aber nicht ewig. Deshalb versuchen Sie in jeder Spalte und jeder Zeile etwas zu finden, was Sie sich vorstellen können und was Ihnen Freude bereiten würde, wenn Sie es erreichen.

Sie sehen, wir kommen nicht darum herum, aktiv zu werden, egal ob auf geistiger, seelischer und körperlicher Ebene. Alles, was uns Freude und Spaß bringt, verlängert unser Leben. Und Freude und Spaß werde ich Ihnen im Online-Coaching auf jeden Fall bereiten. Auf was ich mich ebenfalls sehr freue, ist unser Gehirntraining. An der Stelle ein kleiner Hinweis, damit Sie sich nicht wundern: Das (motorische) Gehirntraining finden Sie nur im

BEREICH/DAUER	KURZFRISTIG	MITTELFRISTIG	LANGFRISTIG	IMMER
körperlich				
geistig				
seelisch				
sportlich				
gesundheitlich allgemein				

Online-Coaching, denn es ist im Buch nicht umsetzbar. Also, entweder die App jetzt sofort runterladen oder im Online-Portal anmelden. Es gibt viel zu entdecken und viel zu lachen.

Und noch ein Tipp: Gerade wenn es um das Thema Ziele und Zielerreichung geht, hat sich als sehr effektiv erwiesen, seine Ziele sichtbar aufzuschreiben und am besten immer vor der Nase zu haben. Es kann auch ein Bild Ihres Lieblingsortes sein, an dem Sie gern Ihren Lebensabend verbringen möchten. Ich würde übrigens kein Bild eines Models an den Kühlschrank kleben, denn das ist völlig demotivierend! Lassen Sie sich das von mir aus Erfahrung gesagt sein. Wenn Sie ein Bild von einem Ort aufhängen, an dem Sie gern alt werden möchten, dann ist das eine positive Verstärkung, da Sie diesen Ort schon mal „erlebt" haben und die Emotionen dazu bereits in Ihnen vorhanden sind – für das Model gilt das nicht.

„Das Ziel ist extrem wichtig – sonst hat nichts, was wir tun, lange Bestand und ist nichts von langer Dauer."

Die Navigation: Der Weg

Der Weg ist das Ziel. Es geht einzig und allein darum, so viel Spaß wie möglich auf diesem Weg zu haben, das Leben zu genießen und so viel wie möglich zu lachen.

Das Einzige, was Ihnen passieren kann und was wirklich schlimm ist, ist der Tod, vielleicht nicht einmal der eigene, sondern Krankheit, Leid und Tod von Menschen, die uns nahestehen. Da geht es nicht mehr um Geld oder Luxus oder andere materielle Dinge. Kennen Sie die Bedürfnispyramide des amerikanischen Psychologen Maslow? Er hat die verschiedenen Bedürfnisse der Menschen in eine Hierarchie gebracht, und dort kommen Dinge wie Reichtum und Selbstverwirklichung erst, wenn die Grundbedürfnisse Essen, Sicherheit, Gesundheit und Zugehörigkeit, etwa zu Familie und Freunden, befriedigt sind.

Der Dalai Lama hat mal etwas sehr Schönes gesagt, als er gefragt wurde, was ihn am meisten auf der Welt überrascht: „Der Mensch. Er opfert seine Gesundheit, um Geld zu machen. Dann opfert er sein Geld, um seine Gesundheit wiederzuerlangen. Und dann ist er so ängstlich wegen der Zukunft, dass er die Gegenwart nicht genießt. Das Resultat ist, dass er nicht in der Gegenwart oder in der Zukunft lebt. Er lebt, als würde er nie sterben. Und dann stirbt er und hat nie wirklich gelebt."

Nicht jeder Weg passt für jeden Menschen. Ich kann Ihnen den tollsten Trainings-, Ernährungs-, und Erholungsplan aufstellen, wenn er nicht in Ihren Tag passt, denn dann bringt er Ihnen nichts. Deshalb ist das Einzige, was Sie für „unseren" Plan brauchen, fünf Minuten am Tag. Warum nur fünf Minuten? Deswegen, weil Sie die auf alle Fälle erübrigen können, egal wie und egal wann. Zu meinen anderen 5-Minuten-Büchern wurden offizielle Studien gemacht, ob die Trainingsprogramme wirklich wirksam sind. Mit dem Ergebnis, dass bei einer großen Gruppe von Menschen mit unterschiedlichsten Voraussetzungen signifikante Verbesserungen innerhalb der 4-Wochen-Programme zu verzeichnen waren.

„Ich möchte Ihrem Körper ein Signal senden. Ein 5-Minuten-Signal. Einmal am Tag soll Ihr Körper für fünf Minuten das Gefühl haben, dass Sie ihn lieben und gern in ihm zuhause sind."

Zurück zu unserer Navigation. Lassen Sie mich Ihnen drei Wege zeigen. Sie entscheiden selbst, welchen Sie gehen möchten. Analog zum dem Navigationssystem im Auto gibt es auch bei mir drei Routenkriterien:

1. schnellster Weg
2. kürzester Weg
3. sparsamster Weg

Jetzt haben wir schon ein bisschen Zeit miteinander verbracht, und egal in welcher Lebensdekade Sie sich befinden, Sie wissen jetzt ungefähr, wieso Sie so sind, wie Sie sind. Sie haben nun eine leichte Ahnung davon, wie der „normale" Mensch altert und lebt. Sie haben eine Vorstellung davon, woher Krankheiten und Bewegungseinschränkungen kommen. Sie haben vielleicht schon angefangen, Ihre Ziele zu träumen und zu visualisieren, und möchten nun tätig werden. Ich hatte gesagt, dass das Programm für jeden, egal wie alt, egal welche Beschwerden, egal welche Situation, geeignet ist. Das stimmt auch – warum also diese drei Wege und warum diese Erklärung? Das Programm, welches ich mit Ihnen machen möchte, teilt sich in verschiedene Bereiche auf. Es geht nicht nur um Bewegung. Es geht um das ganzheitliche Verständnis Ihrer körperlichen und geistigen Zusammenhänge.

Der sparsamste Weg

Nur das 5-Minuten-Training zu machen ist der sparsamste Weg. Er führt Sie mit wenig Aufwand zu mehr körperlichem Wohlbefinden. Sollten Sie das Programm verinnerlichen und weiterführen, dann werden Sie weniger Probleme mit dem Altern haben und Ihr Muskel-Skelett-Apparat wird es Ihnen danken. Körperlich wird es Ihnen in vier Wochen wesentlich besser gehen, aber die langfristige Komponente kommt bei den reinen fünf Minuten zu kurz.

Der kürzeste Weg

Der kürzeste Weg ist meist der anstrengendste. Das kennt man vom Bergwandern: Will man auf geradem Weg zum Gipfel, dann kann es ganz schön steil und steinig werden. Aber gut, es gibt Menschen, die haben wenig Geduld und möchten immer alles auf einmal. Kann ich verstehen, das birgt aber auch Risiken, und die sollten Sie vorher kennen, bevor Sie anfangen und Ihnen die Puste ausgeht. Deshalb möchte ich den kürzesten Weg nur mit Bedacht empfehlen und auf die Risiken hinweisen.

Der kürzeste Weg bedeutet, dass man zum normalen 5-Minuten-Training auch noch Änderungen in der Ernährung vornimmt, sie konsequent umsetzt und verinnerlicht. Das hört sich erst mal nicht so schlimm an, ist es aber. Veränderungen im Essverhalten sind etwas, das der erwachsene Mensch sehr ungern zulässt, gerade, wenn die Verhaltens- bzw. Essmuster schon viele Jahre eingeschliffen sind. Da kommt es dann oft zu „Unstimmigkeiten" bzw. „Verstimmungen". Nicht dass der Magen sich da verstimmt, nein, ganz im Gegenteil, eher der Kopf, denn wenn der Kopf Verhaltens- und Essmuster ändern muss, passt ihm das erst mal gar nicht. Aus der Motivationstechnik kann ich eigentlich immer nur empfehlen, erst mal nur eine Sache im Leben bzw. im Lebensrhyth-mus zu ändern und nicht alles auf einmal. Denn es geht nicht darum, kurzfristig motiviert zu sein, sondern seinen ganzen Lebensstil zu verändern. Der Mensch ist für kurzfristige Dinge schnell zu haben, denn alles, was schnell Erfolge verspricht, ist interessant. Aber darum geht es bei diesem Programm nicht. Hier geht es darum zu verstehen, dass man dem „normalen" Lebensstil entfliehen muss, wenn man nicht wie alle anderen „normal" altern will.

„Also, der kürzeste Weg ist der steilste und steinigste."

Hier wird nicht nur trainiert, sondern Sie verändern Ihre Essgewohnheiten, und zwar ab sofort. Hier möchte ich Ihnen schon mal einen Vorgeschmack auf den kürzesten Weg geben, mehr nicht.

- 2 bis 2,5 g Eiweiß pro Kilogramm Körpergewicht pro Tag. Egal in welcher Form, egal welche Eiweißquelle. Hauptsache viel Eiweiß. Gern auch darüber hinaus. Warum? Das erfahren Sie weiter hinten im Kapitel zu den Nährstoffen.
- Trinken! 50 bis 60 ml pro Kilogramm Körpergewicht und pro Tag. Ja, das ist viel. Wie und vor allem was und wann, erfahren Sie später im Kapitel über Wasser.

Der schnellste Weg

Das ist der mit Bedacht. Ohne Hauruck und ohne übersteigerten Ehrgeiz, sondern Sie schauen, was die Ausgangslage ist, was gerade in Ihre Lebenssituation passt, was die Ziele sind und was Ihnen zur Verfügung steht. Hier heißt es, die Route immer anzupassen an das jeweilige Leben und die Lebensumstände.

Am schnellsten kommen Sie zum Ziel, wenn Sie verstehen bzw. verstanden haben, was Ihrem Körper, besser gesagt Ihnen, am meisten fehlt, und dies zuführen. Was bedeutet das konkret? Eigentlich verändern wir langsam alles.

Konditionierung

Konditionierung bedeutet das Erlernen von neuen Verhaltensmustern. Man tut etwas so lange, bis es in Fleisch und Blut übergegangen ist und zum täglichen Leben dazu gehört. Neue Verhaltensmuster, Denkmuster entstehen nach ca. vier Wochen täglichen Tuns. Erahnen Sie, warum unser Programm vier Wochen geht?
Auch in meinen anderen Büchern gibt es 4-Wochen-Programme. Das Lustige ist, dass mir viele Leser berichten, dass sie, wenn sie meine Stimme hören, automatisch anfangen, sich zu bewegen und die Schultern kreisen zu lassen – ein ganz normaler Reiz.

Fassen wir kurz zusammen

- Der einfachste Weg ist, Sie machen ab sofort nur das tägliche Training und ändern nichts weiter in Ihrem Leben. Es wird Ihnen etwas bringen, das hängt aber davon ab, was Sie von sich erwarten. Lohnen wird es sich auf jeden Fall.

- Der kürzeste Weg ist der mit der höchsten Anstrengung und der maximalen Belastung in kürzester Zeit, er hat aber auch die größte Abbrecherquote. Es geht, aber es ist sehr anstrengend und nur etwas für Menschen, die auf extreme Sachen stehen.

- Der schnellste und optimale Weg ist der, den ich präferiere und den ich mit Ihnen gemeinsam gehe. Wir passen das Programm an Ihr Leben an. Stück für Stück wird etwas hinzugenommen, um die Motivation so lange wie möglich oben zu halten und den größtmöglichen Erfolg zu haben. Die Ankunftszeit am Zielort kann uns eigentlich egal sein, denn hier ist der Weg das Ziel.

„Ich mache seit ein paar Monaten das, worüber ich Ihnen hier schreibe, und bin mehr als begeistert. Es ist phänomenal, wie Körper, Geist und Seele sich verändern und wie man mit der Zeit wächst und sich alles verändert."

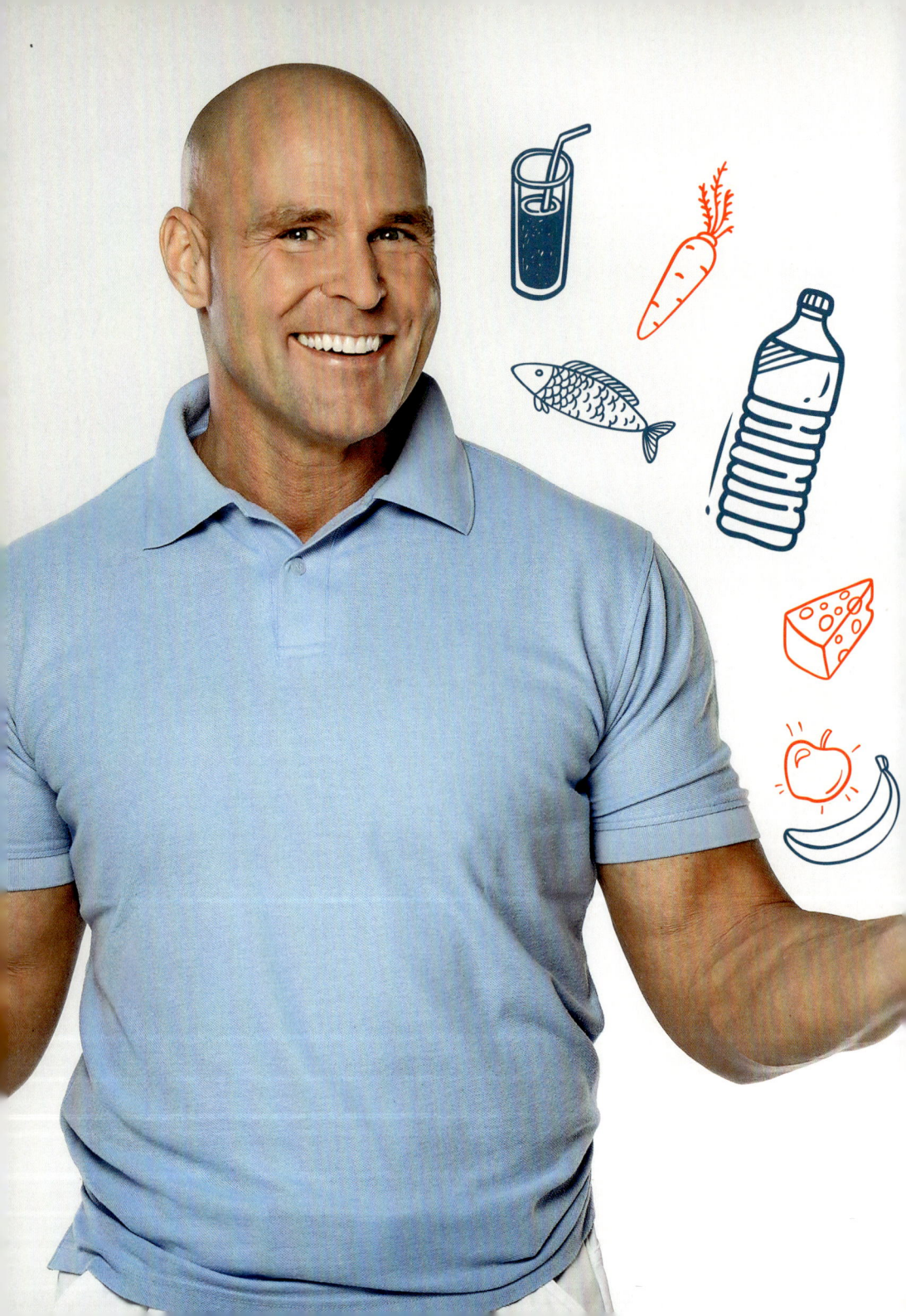

WAS DER KÖRPER BRAUCHT

Sie wissen nun, wo Sie stehen und wo Sie hinwollen. Jetzt erhalten Sie für Ihren Weg zu neuer Jugend Informationen darüber, welche Nährstoffe die richtigen für Sie sind. Sie erfahren etwas über die passende Zusammenstellung, lernen Eiweiß, Fette, Kohlenhydrate sowie Vitamine, Mineralstoffe und Spurenelemente kennen und erfahren vor allem, was es mit dem wertvollen „Stoff" Wasser auf sich hat.

Alles, was Ihnen guttut, ist gut für Sie.
Dr. med. Volker Zitzmann, Facharzt für Orthopädie und Unfallchirurgie, Köln

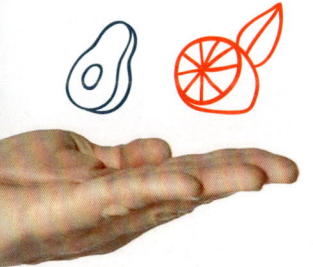

Den Körper richtig reinigen

Viele Menschen haben schon die Erfahrung gemacht, dass es extrem schwierig sein kann abzunehmen, Schmerzen wegzubekommen, überhaupt in die Gänge zu kommen. Was vielen sehr geholfen hat, war den Körper zu reinigen und zu entgiften. Wie das geht, schildere ich Ihnen in einem späteren Kapitel. Hier möchte ich wichtige Informationen vorwegschicken, damit Sie entscheiden können, ob Sie entgiften möchten oder nicht.

Ihr Körper wurde jahrelang nicht richtig gereinigt, was dazu führt, dass das Bindegewebe, die sogenannten Faszien, „verklebt" ist, also nicht mehr richtig gleitet. Aber nicht nur das Bindegewebe unter der Haut, am Rücken, Nacken und an den Beinen, sondern auch das Bindegewebe um die Organe und Gefäße herum. Alles hat seine Elastizität und Spannkraft verloren, weil zu wenig Flüssigkeit, die falsche Flüssigkeit und viel zu wenig Nährstoffe gegeben wurden.

Vielleicht fragen Sie sich jetzt: Wenn das alles so schlimm ist, warum lebe ich dann überhaupt noch? Weil der Körper unglaublich genial ist und sich auf vieles, fast alles, einstellen kann. Ich komme mal wieder zum Vergleich mit dem Auto. Ein Auto hat einen Kühlkreislauf, meist Luft und Wasser. Es hat einen Kraftstoffkreislauf, entweder Benzin oder Diesel. Es hat einen Schmierkreislauf mit (Motor-)Öl. Es hat ein Abgassystem mit einem Katalysator. In jedem dieser Kreisläufe gibt es unzählige Filtersysteme. Diese gilt es regelmäßig zu reinigen und zu erneuern. Wenn man das nicht macht, dann „versottet" und verrostet alles. Das ist erst mal nicht schlimm, das Auto läuft trotzdem, nur eben nicht mehr ganz so schnell und gut. Irgendwann scheppert es hier und dort und es kommt so langsam in die Jahre. Sie kennen aber auch Oldtimer, oder? Es gibt tatsächlich Autos, die schon über hundert Jahre alt sind und trotzdem noch fahren. Sie quietschen nicht, ruckeln nicht, qualmen nicht. Wegen der Pflege und Wartung.

Ein Auto ist tatsächlich ganz ähnlich wie der Mensch aufgebaut. Ich fasse es für Sie mal kurz zusammen: Der Motor ist unser Herz. Die Steuerzentrale und Lichtmaschine ist unser Gehirn. Der Kühlkreislauf ist unser Wasserkreislauf, unser lymphatisches System. Der Kraftstoffkreislauf ist unser Blutkreislauf, in dem der Zucker zirkuliert und der Energie spendet. Wir haben einen Ölkreislauf, der unsere Gelenke im Körper schmiert. Wir haben ein Abgassystem mit unseren Filtern, der Niere, der Leber und dem Darm.

Alle unsere Kreisläufe haben ebenfalls Filtersysteme und sind über Rohrleitungen miteinander verbunden. Werden die Filter nicht gereinigt und die Flüssigkeiten ab und an mal ausgetauscht, bekommen wir auf Dauer ein Problem. Führen wir nicht ausreichend Flüssigkeit zu, setzen die Filter sich zu und die Rohrleitungen neigen zu Verstopfungen (Arteriosklerose) und werden starr und unflexibel, was zu Blutdruckveränderungen führt, weil die Gefäße sich den Belastungen nicht mehr anpassen können, weil sie einfach ihre Elastizität verloren haben. Und ohne ausreichend Wasser kann das Blut zu dick werden.

Jetzt haben Sie aber schon mal eine Idee, was Altern bedeutet – und es ist kein natürlicher Prozess! Wir führen ihn nämlich größtenteils selbst herbei, weil wir unsere „Maschine" nicht richtig pflegen. Geben wir unserem Körper mehr, als er braucht, dann kann er sich reparieren und wachsen! Es kommt darauf an, was wir ihm geben.

„Ich bin in der Form meines Lebens, körperlich, mental und ausdauertechnisch. Sie werden es selbst erleben, wenn Sie mir folgen und mein Programm machen."

Also, bevor wir mit dem Entgiften, Filterreinigen, „Gefäßefreiblasen", Blutreinigen und Gehirnfreimachen beginnen, müssen wir klären, was der Körper unbedingt braucht, auch in der Phase der Entgiftung. Entgiften heißt übrigens nicht, dem Körper alles wegzunehmen und zu schauen, was passiert. Nein, es heißt, die richtigen Nährstoffe zuzuführen und den Körper damit zu reinigen. Ich stelle Ihnen später meine Methode vor, dann sehen Sie den Unterschied zwischen einem kurzfristigen Trend und einem richtigen „Resetten" des Körpers durch Entgiften mit ausreichend Nährstoffen.

Die Nährstoffe, der Jungbrunnen des Körpers

Wir kommen nun zu einem der großen Schlüsselthemen, den Nährstoffen. Denken Sie daran, wir wollen nicht mit dem Mainstream altern, wir wollen anders sein. Dafür müssen Sie bereit sein, das Thema Nährstoffe neu zu betrachten und Ihre tägliche Ernährung mit Nährstoffe in Form von Nahrungsergänzungsmitteln zu ergänzen. Das Programm funktioniert auch ohne ausreichend Nährstoffe, und es wird Ihnen auch nur mit dem Bewegungsprogramm schnell besser gehen – aber darum geht es nicht; es geht darum, dass wir die Uhr zurückdrehen, uns vor Krankheiten schützen, mehr Energie gewinnen und frisch, agil und fit bleiben. Nicht Mainstream-Altern, das kann jeder.

So, los geht es. Es gibt Makronährstoffe und Mikronährstoffe. Makronährstoffe sind die, die wir in großen Mengen über die Nahrung zu uns nehmen. Die großen drei sind

- Eiweiß,
- Fett und
- Kohlenhydrate (wobei Kohlenhydrate nur ein hochtrabendes Wort für Zucker ist).

Die Mikronährstoffe sind „unsichtbar", wir nehmen sie in Kleinstmengen über die Nahrung auf. Es sind insgesamt 47, die Sie benötigen. Dazu gehören

- Vitamine,
- Mineralstoffe,
- Spurenelemente und
- Aminosäuren (Eiweiß-Moleküle).

Ihr Körper braucht also rund 50 verschiedene Nährstoffe. Wir sollten keinen dieser Nährstoffe weglassen, aber genau das tun wir – leider, und das ist der Grund, warum wir altern. Wir sind nicht in der Lage, all das, was der Körper tatsächlich jeden Tag (ver-)braucht, über die normale Nahrung zuzuführen bzw. zu uns zu nehmen, schon ganz allein deswegen, weil wir nicht immer die Lebensmittel zu uns nehmen, in denen die Nährstoffe enthalten sind, vor allem jene, die der Körper nicht selbst herstellen (fachsprachlich: synthetisieren) kann, wie beispielsweise Vitamin C. Das

bekannteste Beispiel im Zusammenhang mit Vitamin C sind die langen Seefahrten im 18. Jahrhundert, auf denen die Matrosen regelmäßig an Muskelschmerzen litten, das Zahnfleisch verfaulte, die Zähne fielen aus, auf der Haut traten purpurne Flecken auf: Skorbut, eine der schlimmsten Vitaminmangel-Erkrankungen. Als man den Grund erkannte, lag die Lösung nahe. Als der berühmte Entdecker James Cook 1776 wieder in See stach, nahm er Sauerkraut und Zitrusfrüchte mit – und siehe da: Alle blieben gesund.

„Der Körper kann – und das beweisen uns Millionen, wenn nicht Milliarden Menschen – ohne diese Nährstoffe überleben. Aber wollen wir überleben oder wollen wir lange, gesund leben? Ihre Entscheidung!"

Führen wir Makronährstoffe und Mikronährstoffe nicht täglich in ausreichender Menge zu, lebt der Körper von seinen Speichern und wir altern. Der Kreislauf beginnt. Damit die Zelle nicht altert und „verfällt", braucht sie alle Nährstoffe. Fehlt nur ein einziger Baustein, kann sie nicht hundertprozentig funktionieren. Man kann durchaus funktionieren, ohne auf die 50 Nährstoffe zu achten. Auch ich habe die ersten 40 Jahre nur funktioniert und ordentlich Raubbau an meinem Körper und meiner Gesundheit getrieben. Ich habe seit über 20 Jahren so wenig Haare und bin überzeugt, dass das daran liegt, dass ich als junger Mann immer viel geschwitzt und sehr wenig getrunken habe – und zwar meist das Falsche, etwa Softdrinks, die dem Körper wichtige Mineralstoffe entziehen, die er auch für den Haarwuchs benötigt hätte. Auch meine drei schweren Bandscheibenvorfälle in der Lendenwirbelsäule führe ich auf Mineral- und Wassermangel zurück. Wer meine anderen Bücher gelesen hat, kennt die Funktionsweise der Bandscheiben. Wer nicht genug trinkt und zu wenig Mineralstoffe zu sich nimmt, läuft Gefahr, dass die Bandscheiben nicht ausreichend versorgt werden und anfällig für Abbauprozesse werden. Gerade was Muskel-Skelett-Erkrankungen angeht, lassen sie sich oft auf Flüssigkeits- und Nährstoffmangelerkrankungen zurückführen. Sehen Sie sich dazu einfach einmal die Tabelle auf Seite 6 an. Sie zeigt sehr schön die Zusammenhänge.

Das Kartenhaus der Nährstoffe: Warum Nahrungsergänzungsmittel so wichtig sind

Stellen Sie sich Ihre Gesundheit wie ein Kartenhaus vor. Man stellt je zwei Karten zu einem Häuschen auf, viele nebeneinander, und legt dann immer eine Karte obenauf als Dach. Auf dieses Dach stellt man dann weitere Häuschen und wieder Karten als Dächer usw., bis oben nur noch ein Pärchen steht. Es sieht dann aus wie eine Pyramide. Jetzt stellen Sie sich vor, es sind 50 Karten. Jede dieser Karten stellt einen Nährstoff dar. Die Karten sind unterschiedlich dick. Die Dicke der Karte beschreibt das Vorkommen dieser Substanz in Ihrem Körper. Kommt eine Substanz in Ihrem Körper viel vor, dann ist die Karte sehr dick. Kommt sie weniger vor, dann ist die Karte sehr dünn. Kommt sie gar nicht in Ihrem Körper vor? Nun, dann gibt es das dazugehörige Häuschen nicht.

Sorgen Sie nun dafür, dass die Karten alle dick werden, dann wird das Haus sehr stabil. Wer mal aus Bierdeckeln ein Kartenhaus gebaut hat, weiß, dass es wesentlich stabiler ist, als wenn es aus Spielkarten gemacht ist. Und so sieht es auch mit den Nährstoffen in Ihrem Körper aus.

Bauen Sie alle Nährstoffe in Ihrem Körper massiv aus und auf. Dann werden die Karten extrem dick. Dann kann Sie so schnell nichts mehr erschüttern und aus der Bahn werfen, kein Virus, keine Bakterien, kein Stress und, und, und: Egal was Ihnen gerade an Krankheiten oder Fällen einfällt: Wenn Sie Ihr Kartenhaus massiv bauen und ausbauen und dafür sorgen, dass die Karten immer dick und stabil sind, dann ist Ihr Immunsystem maximal belastbar. Von der Dicke der Karten leben und profitieren Sie Ihr Leben lang.

„Wenn Sie keine Nahrungsergänzungsmittel zuführen, dann werden die Karten nach und nach dünner und Ihr Körper wird anfälliger, wenn Sie wichtige Nährstoffe wegfallen lassen."

Ich möchte Ihnen einige Beispiele bringen.

Bor und Chrom: Von diesen beiden Spurenelementen haben Sie vielleicht noch nie gehört, aber beide sind wichtig für den Zucker- und Fettstoffwechsel. Eine Unterversorgung kann eine unerklärliche Gewichtszunahme und eine Verschiebung der Muskel- und Fettmasse im Körper zur Folge haben. Das geschieht nicht über Nacht, aber wenn Sie Schwierigkeiten mit dem Bauchfett oder Diabetes haben, könnte es an einem Bor- und Chrom-Mangel liegen.

Eisen und Coenzym Q10: Diese Stoffe sind unverzichtbar für Lunge, Herz und Sauerstoff. Wenn Sie merken, dass Sie müde, abgeschlagen, unfit sind und wenig Kondition haben, dann kann es an einem Eisen- und Q10-Mangel liegen. Gerade Frauen neigen, durch die Menstruation bedingt, oft zu Eisenmangel. Auch Veganer oder Vegetarier leiden oft unter diesen Mängeln, da Eisen und Q10 hauptsächlich in Leber und öligem Fisch vorkommen.

Vitamin D: Leider werden uns Mitteleuropäern nicht so viel Sonnentage und Sonnenschein im Jahr geschenkt, dass wir ausreichende Mengen von diesem Vitamin herstellen können. Vitamin D ist das Sonnenhormon, das Gute-Laune-Hormon. Wir brauchen es nicht nur für gesunde Knochen, sondern auch für die Stimmung. Fehlt Vitamin D, können sogar Depressionen die Folge sein. Ihr Körper kann eine ausreichende Menge Vitamin D produzieren, wenn Sie eine halbe Stunde mit kurzen Hosen, kurzärmeligem Hemd und ohne Kopfbedeckung der Mittagssonne ausgesetzt sind (aber Achtung Sonnenbrand!). Aber wer in unseren Gefilden kann von sich sagen, dass er diese Menge das ganze Jahr abbekommt? Die Lösung: Vitamin D von außen zuführen. Möchten Sie, dass es Ihrer Psyche gut geht, sollten Sie immer für einen maximal gefüllten Vitamin-D-Speicher sorgen.

Tyrosin und Tryptophan: Die eine dieser Aminosäuren brauchen Sie für die Dopamin-Produktion in Körper und Gehirn, die andere für einen erholsamen Schlaf. Ein Mangel an Tyrosin verursacht Lustlosigkeit und Antriebslosigkeit. Das merken Sie erst, wenn Sie es mal ein paar Tage genommen und die Speicher aufgefüllt haben. Mit ausreichend Dopamin geht es uns richtig gut. Tryptophan sorgt dafür, dass in Ihrem Hirn während des Schlafens Ruhe einkehrt. Sie kommen schneller in die Tiefschlafphase, und der Schlaf wird erholsamer.

DHEA: Unsere Leistungsfähigkeit hängt auch sehr stark von unserem Hormonstatus ab. Haben Sie viele Hormone, dann haben Sie Energie und Feuer. Wir kennen die Sturm- und Drangzeit in den Zwanzigern. Die können wir auch mit 50, 60 oder 80 noch haben, dazu müssen wir aber die Hormonproduktion wieder ankurbeln, und zwar mit DHEA, enthalten unter anderem in der Yamswurzel. Leider sinkt nämlich der DHEA-Spiegel ab 30 rapide. Mit Mitte 20 hat man den höchsten DHEA-Spiegel im Blut und am meisten Power. Mit 50 Jahren hat sich der Wert des DHEA im Blut schon mehr als halbiert. Deshalb bekommen Sie von mir die klare Empfehlung: Erhöhen Sie Ihren DHEA-Spiegel. Durch die Gabe dieses Stoffes erfährt der Körper eine ganzheitliche Verjüngung. Mehr dazu weiter hinten im Buch.

An diesen einfachen und simplen Beispielen wollte ich Ihnen deutlich machen, dass Sie nicht darum herumkommen, sich mit dem Thema Nahrungsergänzungsmittel zu beschäftigen, wenn Sie nicht altern wollen.

Dosierungen

Was auf den Packungen steht, die sogenannte „empfohlene Tagesdosis" (recommended daily allowance RDA), hat wenig mit dem zu tun, was Sie tatsächlich brauchen. Dazu möchte ich Ihnen einige Kriterien aufzeigen, auf deren Basis die Einnahmeempfehlungen beruhen. Nicht einer hat etwas mit Ihrem Zustand, Ihrer Gesundheit oder Ihrem Altern zu tun, sondern es handelt sich unter anderem um diese Fragen:

- Wie viel Dosis braucht es, um Epidemien vorzubeugen?
- Wie viel Dosis braucht es, um Mangelerscheinungen nicht aufkommen zu lassen?
- Wie viel Dosis braucht es, um ausgestorbene Mangelerkrankungen fernzuhalten?

Keiner dieser Punkte enthält den Ansatz, dass die empfohlene Menge die Gesundheit stärken oder das Altern aufhalten soll. Bei den Vorgaben geht es weniger um Gesundheit, sondern um das Vorbeugen und Verhindern von Krankheiten. Weil es mir um mehr, sogar um sehr viel mehr geht, übersteigen meine Empfehlungen die der bekannten Verbände wie etwa der DGE, der Deutschen Gesellschaft für Ernährung, oft um ein Vielfaches. Im Folgenden werden Sie lesen, warum.

Sie können sich mit Vitaminen und Nahrungsergänzungsmitteln nicht umbringen, nicht einmal vergiften. Sie können sie nicht überdosieren und daran sterben. Das ist nicht möglich, weil der Körper selbst eine einzigartige Regulierungsbehörde ist: Er reguliert sich permanent selbst. Er schafft sich seinen eigenen Mikrokosmos, und das ganz von selbst. Die meisten Mikronährstoffe sind wasserlöslich, und alles, was zu viel in den Körper kommt, spült er wieder aus. Das bringt uns zu den zwei Elementen, die etwas in Verruf geraten sind, aber zu Unrecht: Vitamin A und das Mineral Kalium.

Um sich mit Vitamin A zu vergiften, müssten Sie über Jahre hinweg 200.000 I.E. Vitamin A zu sich nehmen. Das wären ca. zehn Tabletten der höchstdosierten, die man frei kaufen kann – und das über Jahre! Oder Sie essen täglich Robben- oder Haifischleber. Die Toxizität entsteht erst ab einer Einnahme von 1,5 Mio. I.E. Vitamin A. Es ist schier unmöglich, diese Menge freiwillig und unwissend zu sich zu nehmen. Und tödlich wäre es auch nicht, es würde Ihnen nur extrem schlecht gehen.

Kalium ist extrem wichtig für die Leitfähigkeit des Körpers. Es ist sehr wichtig für den Elektrolythaushalt im Körper. Wird hier ein Ungleichgewicht erzeugt, kann es zu Herzrhythmusstörungen kommen. Bei einer Dosierung von mehr als 90 g auf einmal kann eine Hyperkaliämie auftreten, die Nieren können die Menge an Kalium nicht mehr verarbeiten und es kommt zu einer Niereninsuffizienz. Die empfohlene gesicherte Dosis liegt bei ca. 4 g pro Tag für einen gesunden, normalen Erwachsenen. Kalium im Handel gibt es in der optimalen Größe eines Granulatbeutels mit ca. 700 mg. An dem Beispiel möchte ich Ihnen nur zeigen, dass an Überdosierung in keinem Fall zu denken ist.

Generell gebe ich Ihnen nur gesicherte Werte wieder, die über mehrere Jahre in unabhängigen Studien getestet und als sicher eingestuft wurden. Selbst wenn Sie diese Werte überschreiten, würde nichts geschehen. Ein Wissenschaftler hat auf die Frage, was wäre, wenn man zu viel von allem nähme, geantwortet: Man produziert teuren Urin, mehr nicht. Aber wenn Sie tiefer in die Materie einsteigen möchten, nutzen Sie meine zitierten Quellen am Ende des Buches und recherchieren Sie, wenn nötig, in Lehrbüchern zur Molekularmedizin.

„Ich behandle hier das Thema Body-Anti-Aging auf eine ganz neue Art und Weise. Was Sie hier lesen, werden Sie nirgends sonst lesen."

Ich habe mir nicht viel, sondern extrem viel Mühe bei der Recherche für dieses Buch gemacht. Es reicht nicht, nur gesund zu essen, um gesund zu bleiben. Die Böden unserer Landwirte sind überdüngt, der Regen, der auf die Felder und Obstwiesen fällt, ist nicht wirklich sauber und rein. Das Obst und das Gemüse werden viel zu früh geerntet. Wo sollen da die Nährstoffe herkommen? Und was wir nicht vergessen dürfen, ist die Tatsache, dass unser täglicher Bedarf an Nährstoffen extrem variiert. Stressige Tage erfordern höhere Mengen an Nährstoffen als freie Tage, in guten Nächten bei gutem Schlaf haben wir weniger Nährstoffbedarf, bei Krankheiten und Infekten einen extrem hohen. „Notsituationen" des Körpers und das Altern erfordern noch mehr Nährstoffe.

Latenzzeit

Die Latenzzeit ist der Zeitraum, den ein Nährstoff oder Medikament im Körper braucht, um seine Wirkung zu entfalten. Ich möchte das am Beispiel DHEA zeigen. Wenn Sie zum Beispiel täglich 25 mg DHEA nehmen (das entspricht in etwa der Menge, die ein Mittzwanziger täglich selbst produziert, nämlich zwischen 15 und 30 mg pro Tag), dann dauert es ca. vier bis acht Wochen, bis Sie einen Anstieg der Gedächtnisleistung merken und feststellen, dass Sie sich besser konzentrieren können. Nach ca. zwei bis vier Monaten werden Sie eine wesentliche Veränderung in Ihrem Immunsystem feststellen und weniger krank werden. Nach ca. sechs Monaten spüren Sie eine Veränderung des kardiovaskulären Apparates, das heißt, Sie werden ausdauernder. Nach ca. zwölf Monaten findet eine massive Veränderung

der sogenannten Lean-Body-Mass statt. Das bedeutet, das Muskel-Fett-Verhältnis im Körper verändert sich, Sie verlieren Fett und erhalten Muskeln bzw. bauen leichter welche auf. DHEA ist aus meiner Sicht das Beste, was man an Anti-Aging für sich tun kann. Wenn Sie den Wert nehmen, den ein junger Mensch selbst produziert, passiert nichts, außer dass Sie von all den positiven Effekten profitieren.

Einnahmeempfehlungen

Auf Seite 6 dieses Buches sind die Einnahmeempfehlungen der Deutschen Gesellschaft für Ernährung dargestellt. Ich wiederhole mich gern: Diese Werte haben nichts mit gesteigerter Lebensfreude, gesteigerter Lust, einem besserem Immunsystem und mehr Leistungsfähigkeit zu tun. Ich gebe Ihnen auch die Werte der gesicherten, durch Studien belegten Werte mit auf den Weg und dann gebe ich Ihnen meine Einnahmeempfehlung. Auch hier wiederhole ich mich gern: Sie können sich damit nicht vergiften.

Ich werde häufig gefragt: „Was ist denn mit dem, was ich zusätzlich aus der Nahrung zu mir nehme? Beispiel: Ich nehme täglich 500 mg Magnesium zu mir, esse aber auch noch Hülsenfrüchte und Vollkornbrot. Darin sind auch ein paar Milligramm. Wie rechnen Sie das nun?" Meine Antwort: Einfach gar nicht. Es ist mir lieber, ich nehme mehr zu mir als zu wenig, und ich freue mich über das, was ich aus der Nahrung noch zusätzlich zu mir nehme. Über die Nahrungsergänzungsmittel decke ich meinen Bedarf und gehe dabei wirklich auf Nummer sicher; was über die Nahrung noch dazukommt, nehme ich gern als kleines Extra mit.

Das Gleiche gilt beim Thema Flüssigkeit. Viele Menschen sagen, wenn sie Apfel, Gurke, Tomate essen, nehmen sie damit ja auch Flüssigkeit zu sich. Das ist auch korrekt, nur wie viel Flüssigkeit genau, ist ungewiss. Deshalb gehe ich auch hier lieber auf Nummer sicher und trinke das Maximum, damit es mir und meinem Körper an nichts fehlt. Alles was obendrauf kommt, nehme ich gern zusätzlich auf und bin so auf der sicheren Seite.

Ich stelle Ihnen hier im Buch nun die wichtigsten Makronährstoffe und Vitamine, Mineralstoffe, Spurenelemente und Aminosäuren vor, die Sie brauchen. Wer mehr wissen möchte, kann auch gern in meinen anderen Büchern und im Online-Portal nachlesen. Dort stelle ich alles ausführlicher dar, auch in leicht verständlichen Kurzvideos. Dabei möchte ich nochmals betonen, dass Sie alle 47 Mikronährstoffe brauchen und die drei Makronährstoffe.

Übrigens unterscheide ich bei den Mikronährstoffen meist nicht in Männer- und Frauen-Dosierungen. Aber es gibt Stoffe, die brauchen Männer mehr, und andere, von denen Frauen mehr benötigen. Das mache ich jeweils kenntlich und sage es dazu. Es gibt einige Nahrungsergänzungsmittel, die bei dem einen Geschlecht mehr Sinn machen als beim anderen, dazu finden Sie einen separaten Abschnitt.

Vorher aber noch eine Bitte: Fangen Sie nicht an mit „ein bisschen hiervon und ein bisschen davon". Es gilt: entweder ganz oder gar nicht. Nehmen Sie nur wenig, dann wird die beschriebene Wirkung ausbleiben! Wir wollen ja auf- und ausbauen, und dazu brauchen wir Mengen und nicht Krümel. Auch wichtig ist, dass Sie nicht davon ausgehen, dass Sie sofort etwas spüren, denn ein Nahrungsergänzungsmittel braucht Zeit, um seine Wirkung zu entfalten. Wir müssen ja erst mal Ihre leeren Speicher auffüllen, bevor der Verjüngungseffekt einsetzt. So richtig etwas merken werden Sie frühestens in vier Monaten, damit Sie eine Vorstellung bekommen und wissen, wie viel Geduld Sie mit sich und dem Programm haben müssen.

„Wir fassen zusammen: Wir wollen jung bleiben, solange es geht – und das geht *nur*, wenn wir dem Körper mehr Nährstoffe geben als er verbraucht."

Makronährstoffe

Lassen Sie mich, bevor wir zu den Mikronährstoffen kommen, etwas über die drei großen Nährstoffgruppen sagen: Eiweiß, Kohlenhydrate, Fette, in dieser Reihenfolge. Ich habe es schon mehrfach erwähnt, möchte es aber hier noch mal wiederholen, falls Sie in Versuchung geraten, es doch zu tun: Kommen Sie niemals auf die Idee, irgendetwas wegzulassen! Das gilt auch für die drei Makronährstoffe. Folgen Sie keinem Trend wie Low-Carb (wenig Kohlenhydrate), No-Carb (keine Kohlenhydrate), Low-Fat (wenig Fett), No-Fat (kein Fett) und vor allem: Hungern Sie bitte bloß nicht. Das hätte ungünstige Auswirkungen auf Ihren Stoffwechsel und schadet Ihnen nur. Wir brauchen diese Stoffe von Natur aus, und das sollten wir auch beherzigen.

Das Wichtigste zuerst: Eiweiß

Unser Körper besteht zu einem großen Teil aus Eiweiß. Jede Zelle besteht aus Eiweiß, jede Zellummantelung. Das Bindegewebe, das uns zusammenhält, ist eine Eiweißstruktur. Eiweiße, auch Proteine genannt, sind elementare Bausteine des Lebens. Sie setzen sich aus Aminosäuren zusammen, kleinen Eiweißbausteinen, aus denen alles Mögliche gemacht ist: Muskelfasern, Organe, Blut, aber auch Hormone und Enzyme. Wenn Sie Eiweiß zu sich nehmen, wird es im Körper in diese kleinen Aminosäuren aufgespalten und dort „eingebaut", wo es benötigt wird. So laufen zum Beispiel Reparaturprozesse im Körper mit Eiweiß ab. Das merken Sie, wenn Sie sich mal verletzt haben oder operiert wurden oder einfach nur Muskelkater haben, denn alles heilt schneller und effektiver, wenn die Eiweißversorgung stimmt.

Die Verfügbarkeit von Eiweißquellen, wie wir sie heute kennen, ist in den letzten Jahrzehnten stark angestiegen. Die Menschen früher nahmen weniger Eiweiß zu sich als heute, nichtsdestotrotz hat es das Eiweiß auch heutzutage wieder schwer: Die Angst vor hohen Cholesterinspiegeln und zunehmender Vegetarismus oder Veganismus bescheren dem Eiweiß zurzeit nicht gerade den besten Ruf. Es ist eines der großen Probleme des Alterns, wenn wir die Eiweißzufuhr vernachlässigen: Muskeln schwinden, denn durch einen ständigen Eiweißmangel frisst sich der Körper quasi selbst auf. Wir haben immer weniger Muskeln, was wieder andere Probleme auslöst: Unsere Muskeln sind die Brennöfen unseres Körpers, sie verbrennen am meisten Energie. Nimmt aber die Muskelmasse ab und wir essen so weiter wie bisher, werden die Brennstoffe nicht mehr von den Muskeln benötigt und stattdessen in Fett verwandelt: Wir werden dick. Weniger Muskeln, weniger Kraft, mehr Fett, mehr Gewicht. Die Belastung auf den Gelenken und auf den Rücken nimmt zu, da ja der Stütz-, Trage- und Halteapparat, also unsere Muskeln, nachgelassen haben. Die Gelenke nutzen sich mehr ab, der Druck auf die Bandscheiben nimmt zu.

Also: Auf was ist zu achten und was müssen Sie über Eiweiß wissen?

- Eiweiß hat keine Nebenwirkungen.
- Essen Sie so viel Eiweiß wie Sie können/wollen.
- Es erhält Ihre Muskeln.
- Es erhält Ihr Gewebe.
- Es fördert Ihr Immunsystem, Ihre Verdauung, Ihren Kreislauf.
- Es strafft Ihr Gewebe.
- Es hilft gegen Falten.

Ich könnte die Liste unendlich fortführen. Machen Sie sich bitte bewusst, für alle Prozesse Ihres Körpers brauchen Sie Proteine. Wenn unsere Muskelmasse schwindet, lässt auch unsere Energie nach. Das, was uns im wahrsten Sinne des Wortes „bewegt", verschwindet. Dann haben wir keine Lust mehr, uns zu bewegen, weil uns alles wehtut. Dieser Teufelskreis muss durchbrochen werden. Stellen Sie sich bestehenden Schmerzen und bewegen Sie sich trotzdem. Nehmen Sie alle Nährstoffe in Hülle und Fülle zu sich, essen Sie so viel

Eiweiß wie Sie können und spüren Sie, was passiert.

Sicher möchten Sie jetzt wissen, wie viel. Wahrscheinlich werden Sie erst mal staunen, wenn Sie hören, wie viel, aber ich sage nur: Ja, so viel. Also, hier nun meine Empfehlungen. Bitte behalten Sie im Hinterkopf, dass es keine Überdosierung gibt und Sie von Eiweiß nicht dick werden können. Ich mache Ihnen ein paar Vorschläge, und Sie entscheiden, welchem Sie folgen möchten.

1. Sie möchten leben. Dann sollten Sie nach der DGE-Empfehlung 0,8 bis 1 g Eiweiß pro Kilogramm Körpergewicht und Tag zu sich nehmen. Damit ist „Über-"leben möglich, aber der Verfall programmiert.

2. Sie möchten erhalten bleiben. Dann sollten Sie zwischen 1 und 1,5 g Eiweiß pro Kilogramm Körpergewicht und Tag zu sich nehmen. So erhalten Sie bei „Nichtstun" Ihre Masse. Aber nicht bei sportlicher Belastung und bei Stress.

3. Sie möchten aufbauen und nicht verfallen. Dann sind Sie bei 1,5 bis 2 g Eiweiß pro Kilogramm Körpergewicht und Tag. Das ist schon ganz ordentlich und garantiert Ihnen weniger Hunger, eine bessere Figur und mehr Fitness.

4. Sie möchten verjüngen? Dann sind wir bei über 2 bis hin zu 3 g pro Kilogramm Körpergewicht und Tag. Damit füllen Sie leere Speicher auf und geben den Muskeln und dem Körper, was er wirklich braucht. Sie stärken Ihr Immunsystem und Ihren Skelettapparat und haben weniger Hunger auf Zucker. Das wäre mein Geheimtipp für Sie. Als Rechenbeispiel: Ein 100 kg schwerer Mann braucht 200 g Eiweiß pro Tag, eine 60 kg schwere Frau 120 g Eiweiß pro Tag.

„Keine dieser Angaben wird Ihnen schaden. Absolut nicht. Eiweiß ist der einzige Makronährstoff, der keine Nebenwirkungen hat."

Hier ein paar Eiweißquellen. Aber auch gleichzeitig die Aufforderung an Sie, sich mit dem Thema Eiweiß auseinanderzusetzen. Drehen Sie die Packungen um und lesen Sie die Inhaltsstoffe und Angaben. Alles, wo Zucker (auch versteckter) draufsteht, ist mit Vorsicht zu genießen. Joghurt zum Beispiel ist keine gute Eiweißquelle. Er enthält oft viel Zucker und wenig Eiweiß, und nur weil er weiß ist, ist noch lange kein Eiweiß drin. Essen Sie lieber Quark, da ist mehr Eiweiß drin!

Fokussieren Sie sich auf Eier, Fisch, Fleisch, Wild, Huhn, Meerestiere, Quark, Quinoa, Hülsenfrüchte, Soja und Sprossen. Versuchen Sie Milch zu vermeiden. Ich habe die Erfahrung gemacht, dass Milch eine sehr schlechte Eiweißquelle ist. Sie kann den Darm verkleben und sorgt manchmal für eine schlechte Resorption von Nährstoffen. Lassen Sie Milch mal für ein paar Tage weg, und schauen Sie, wie es Ihnen geht, wenn Sie Milchtrinker sind.

Meine eigene Empfehlung für Sie: Nutzen Sie Eiweiß-Shakes (Eiweißpulver zum Anrühren). Viele denken immer, das ist Chemie, und haben Vorurteile – weil sie es noch nie probiert haben. In der Tat waren diese Shakes lange Zeit der Bodybuilding-Welt vorbehalten und sind dadurch negativ belastet. Mittlerweile sind Eiweiß-Shakes sexy. In diesem Fall kann ich sogar der Werbung zustimmen, dass wir damit nackt besser aussehen: Dem ist tatsächlich so. Also scheuen Sie sich nicht, probieren Sie es aus. Sonst wird es schwer, allein mit Fisch, Fleisch und Co. auf die gewünschte Menge Eiweiß zu kommen. Gerade Vegetarier und Veganer werden die gewünschte Menge über die Ernährung niemals erreichen, daher sind Eiweiß-Shakes die ideale Lösung.

Bei Eiweiß-Shakes sollten Sie darauf achten, das Sie etwas Hochwertiges nehmen, nämlich Molkenprotein-Isolate, auch Whey Protein Isolat genannt. Und: Kaufen Sie bitte keine Billigprodukte. Die sind nicht ohne Grund billig. Qualität hat immer ihren Preis, und wir wollen das Beste für uns. Sie können Eiweiß-Shakes sogar in Bioqualität bekommen.

Eiweiß und Nieren

Eiweiß ist nicht nierenschädigend, wie immer wieder behauptet wird. Bei einer schweren Nierenfunktionsstörung werden viele Substanzen nicht mehr vollständig über die Nieren ausgeschieden, darunter auch Harnstoff, ein Abbauprodukt von Eiweiß. Es wird also das Abbauprodukt vom Eiweiß nicht vollständig ausgeschieden, nicht Eiweiß selbst.

Eiweiß führt auch nicht zur Übersäuerung. Aminosäuren haben mit dem, was wir unter „Säuren" verstehen, nichts zu tun. Eiweiß-moleküle sind Bestandteile unseres Puffersystems, das heißt, sie puffern Säuren sogar ab. Mehr dazu erfahren Sie im Online-Coaching von Dr. med. Volker Zitzmann.

Hier finden Sie eine Tabelle mit Nahrungs-mitteln, die einen hohen Eiweißgehalt haben.

Nahrungsmittel mit hohem Eiweißgehalt

NAHRUNGSMITTEL	EIWEISSGEHALT IN g PRO 100 g
ein Ei	7
Mais	8
Kidneybohnen	9
Magerquark	12
Dinkelvollkornflocken	14
Weizenkleie	15
Hering	19
mageres Fleisch	20–25
Thunfisch	21
Krabben	22
Lachs	22
Linsen	23
Leinsamen	24
Erdnüsse	25
Light-Käse (17 % Fett)	31

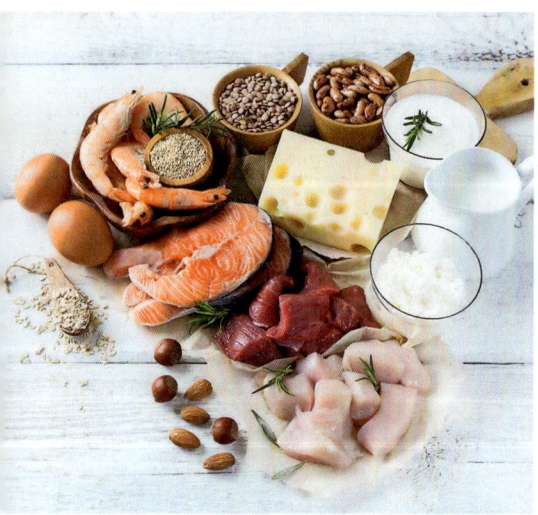

Stichwort Zucker: Kohlenhydrate

Kohlenhydrate sind Energielieferanten für den Körper, für die Muskeln und fürs Hirn: Ich möchte Zucker bzw. die Kohlenhydrate nicht schlecht machen, aber ich möchte davor warnen, die Ernährung hauptsächlich mit diesem Makronährstoff zu gestalten. Im Übermaß genossen macht er Sie müde, träge und auf Dauer dick und krank. Wenn Sie aufmerksam gelesen haben, wissen Sie bereits, dass ich davor warne, einen der 50 Stoffe wegzulassen. Ich verbiete Ihnen also auf keinen Fall Schokolade oder Ähnliches, Sie dürfen auch gern Kuchen essen – solange Sie das alles mit einem Lächeln essen. Denn wenn Sie etwas nicht so Gesundes essen (und Sie wissen, was nicht gesund ist), dann bitte mit Genuss! Wenn Sie das nicht können, dann essen Sie es lieber nicht, denn wenn Sie sich danach ärgern, ist das doppelt schlecht für den Körper. Erst das Insulin aus den Kohlenhydraten, dann noch das Cortisol (negatives Stresshormon) durch das schlechte Gewissen: ein GAU für die Figur.

Kurzum: Kommen Sie niemals auf die Idee, die Kohlenhydrate wegzulassen. Die einzige Situation, wo Sie darauf verzichten können und sollen, ist beim Leberfasten bzw. Detoxen, das wir gemeinsam im Anschluss machen werden. Aber das hat einen medizinischen Grund und viele nützliche Effekte und ist geplant. Der Verzehr von Kohlenhydraten hat eine Hormonproduktion und Hormonausschüttung zur Folge, die wir brauchen. Es startet ein hormoneller Prozess, der vieles in Gang bringt. Vom eigentlichen Wachstumsprozess über den Energiebereitstellungsprozess bis hin zur geistigen Konzentration – Hormone sind quasi an allem im Körper beteiligt.

Wie viele Kohlenhydrate brauchen Sie nun? Sie brauchen für Ihr Gehirn zwischen 100 und 200 g komplexer Kohlenhydrate. Am besten Vollkorn und Vollwert und keine Einfachzucker wie Schokolade oder Saftschorlen oder Kuchen und Pasta. Das sind schon mal ca. 400 bis 800 kcal am Tag durch Kohlenhydrate.

Bewegen Sie sich viel und sind Sie sportlich und geistig aktiv, dann können Sie gern auf 300 bis 400 g Kohlenhydrate steigern. Das macht dann 1200 bis 1600 kcal am Tag. Da müssen Sie aber schon ganz schön aktiv sein.

Außerdem kommt es extrem darauf an, woraus diese Kohlenhydrate bestehen. Es gibt Einfachzucker wie in Schokolade, Würfelzucker, Obst und Saft, die Sie nur sehr bedingt zu sich nehmen sollten. Sie sollten lieber auf Mehrfachzucker setzen, die langsamer verwertet werden, also Vollkorn und Vollwertprodukte essen. Müsli zum Frühstück, gern mit Obst, und gutes

Vollkornbrot. Mittags Vollkornprodukte wie Reis, Nudeln, Kartoffeln oder Quinoa und Hirse. Gegen Abend sollten Sie die Kohlenhydrate einschränken und lieber auf Salat und Eiweiß setzen, denn Kohlenhydrate am Abend lassen den Insulinspiegel im Blut nur unnötig ansteigen, und das belastet den Organismus und die Fettverbrennung und Sie schlafen schlecht.

„Wir nehmen zu Protokoll: Kohlenhydrate sind extrem wichtig. Für alle Wachstums- und Stoffwechselprozesse. Nicht weglassen! Und bevorzugt Vollwert und Vollkorn essen!"

Hier noch ein bisschen Basiswissen. Man unterscheidet verschiedene Kategorien Zucker (Kohlenhydrate), je nachdem, aus wie vielen Zuckermolekülen sie bestehen:

- Einfachzucker (sog. Monosaccharide) wie Fruchtzucker, Traubenzucker
- Zweifachzucker (sog. Disaccharide) wie Milchzucker, Rohrzucker
- Dreifachzucker (sog. Trisaccharide) wie in Honig
- Mehrfachzucker (Polysaccharide) wie in Vollkornbrot, Reis, Nudeln, Kartoffeln

Hier eine Auswahl von Lebensmitteln mit guten und schlechten Kohlenhydraten.

Kohlenhydrate im Vergleich

GUTE KOHLENHYDRATE	SCHLECHTE KOHLENHYDRATE
Vollkornbrot	Weißbrot, Brötchen
Vollkornnudeln	Nudeln
Vollkornreis	Parboiled Reis
Haferflocken	Cornflakes
Dinkelvollkornbrötchen	Joghurt
Kartoffeln	Fast Food
Linsen, Kidneybohnen	Süßigkeiten
Nüsse	Kuchen, Plätzchen, Kekse, Schokolade
Weizenkleie	Weißmehl
Obst/Gemüse	Haushaltszucker, gezuckerte Getränke

Gute Quellen von Kohlenhydraten finden Sie auch in den Rezepten im Online-Coaching. Hier noch ein paar Nahrungsmittel mit der Angabe des Zuckeranteils.

Zuckergehalt ausgewählter Lebensmittel

NAHRUNGSMITTEL	KOHLENHYDRAT-ANTEIL/100 g
Brokkoli	1,7
Beeren	8,3
Apfel	11,4
Kartoffeln	12,3
Rote Kidneybohnen	13,1
Erdnüsse	13,4
Weizenkleie	17,7
Vollkornbrot	39,2
Rote Linsen	57,4
Dinkelvollkornflocken	60,3
Nudeln	72
Cornflakes	80
Zucker	100

Unglaublich wichtig: Fette

Niemals, aber wirklich niemals weglassen! Die Folgen sind schlimm: Es können Depressionen, Gewichtszunahme und schwere Krankheiten entstehen, wenn wir Fett und insbesondere die guten Fette weglassen, man muss nämlich zwischen den guten und den weniger guten unterscheiden. Der Körper braucht die richtig guten Fette für so viele Reparaturprozesse, unsere Hormonsteuerung, Stoffwechselprozesse, Reinigungsprozesse und vieles mehr. Deshalb halte ich Diäten, die auf *Low* oder *No Fat*

ausgelegt sind, für fahrlässig und gesundheitsgefährdend.

Wie bei den Zuckern lassen sich auch die Fette unterscheiden in:

- gesättigte Fettsäuren (Transfette), z. B. in Frittiertem, Fertiggerichten, Butter
- einfach ungesättigte Fettsäuren, z. B. Olivenöl, Rapsöl, Fisch
- mehrfach ungesättigte Fettsäuren, z. B. Nüsse, Fischöl, Sonnenblumenöl, Kürbiskernöl, Distelöl

Sie brauchen Fett. Was Sie nicht brauchen, ist das Fett aus Fast Food und Pommes. Es schadet Ihnen, denn dadurch, dass diese Fette gesättigt sind, kann der Körper sie schlecht zur Energiegewinnung nutzen und lagert sie lieber in seinen Fettzellen ein. Die ungesättigten Fettsäuren hingegen sind reaktionsfreudiger, so dass der Körper daraus Energie gewinnen kann – und wir werden davon nicht so leicht dick, sondern benutzen sie für beispielsweise Stoffwechselprozesse und die Neubildung von Zellen.

„Sie brauchen Fett. Was Sie nicht brauchen, ist das Fett aus Fast Food und Pommes."

Die mehrfach ungesättigten Fettsäuren erfreuen sich unter dem Namen Omega-3- und Omega-6-Fettsäuren zum Glück mittlerweile großer Beliebtheit. Sie sind essenziell, lebensnotwendig, denn wir können sie nicht selbst bilden, darum kommen wir nicht darum herum, sie zu uns zu nehmen. Lange Zeit völlig unterschätzt, aber heute weiß man, dass sie so unglaublich viele positive Eigenschaften haben, dass es schon fast beängstigend ist, wenn man sie nicht nimmt. Gerade der Omega-3-Fettsäure werden cholesterinsenkende, gefäßreinigende und entzündungshemmende Eigenschaften nachgesagt.

Omega-6- und Omega-3-Gehalt von Ölen

ÖLSORTE	ANTEIL DER OMEGA-6-FETTSÄURE IN %	ANTEIL DER OMEGA-3-FETTSÄURE IN %
Olivenöl	7	1
Maiskeimöl	52	1
Weizenkeimöl	52	10
Sonnen-blumenöl	63	0,5
Sojaöl	53	8
Rapsöl	20	9
Walnussöl	59	12
Kokospalmöl	3	0
Kakaobutter	3	0
Leinöl	15	60

Wie viel Fett ist nun notwendig und wie viel sollten Sie zu sich nehmen? Ich möchte das mal in den Gesamtzusammenhang bringen, damit am Ende der Makronährstoffdarstellung ein komplettes Bild entsteht. Wir wissen nun, dass wir optimalerweise 2 bis 3 g Eiweiß pro Kilogramm Körpergewicht zu uns nehmen sollten. Wir sollten je nachdem, ob Mann oder Frau, ca. 100 bis 400 g gute Kohlenhydrate zu uns nehmen. Ich rechne Ihnen das mal kurz vor, damit wir am Ende die Fettmenge als fehlende Größe noch hinzuaddieren können.

Nehmen wir wieder unseren 100-kg-Mann und unsere 60-kg-Frau, beide bewegt und nicht faul.

100-kg-Mann:
250 g Eiweiß = 1000 kcal
250 g komplexe Kohlenhydrate = 1000 kcal
50 g gutes Fett (viel Omega 3) = 450 kcal
Macht insgesamt 2450 kcal pro Tag. Das ist ordentlich, aber ich kann sagen, zunehmen wird der Mann nicht.

60-Kilo-Frau:
120 g Eiweiß = 480 kcal
200 g komplexe Kohlenhydrate = 800 kcal
40 g gutes Fett (viel Omega 3) = 360 kcal
Ergibt insgesamt 1680 kcal an Nahrung. Das ist in meinen Augen für eine agile

Frau, egal welchen Alters, sehr wenig und gibt noch Luft nach oben. Man kann bedenkenlos bei dieser Zusammenstellung auf 1800 bis 2000 kcal in dieser Verteilung gehen, ohne dass die Frau zunehmen wird.

Denken Sie immer dran, dass eine Gewichtszunahme nur entsteht, wenn die Nahrungsaufnahme größer ist als der tägliche Verbrauch! Abnehmen können Sie nur, wenn Sie mehr verbrauchen, als Sie zuführen. So einfach ist das. Und *last but not least:* Muskeln können Sie nur aufbauen und erhalten, wenn Sie Ihrem Körper viele Bausteine in Form von Eiweiß liefern. Ohne Eiweiß keine Muskeln!

Seitdem ich die Omega-3-Fettsäure in rauen Mengen (30 bis 40 g täglich, dies ist aber keine Einnahmeempfehlung von mir für Sie, sondern einfach nur meine eigene Zufuhr) zu mir nehme, nehme ich ab, fühle mich gut, habe keine Entzündungen mehr im Körper und vieles mehr. Ich kann Ihnen nur nahelegen, diese Fettsäure nicht nur über die Nahrung, sondern gezielt über Nahrungsergänzungsmittel zu sich zu nehmen. Es lohnt sich auf jeden Fall.

An meinem Beispiel möchte ich Ihnen einfach nur zeigen, dass man auch sehr gute Fette nicht überdosieren kann. Der Körper verwendet sie und nutzt sie. Anders wäre es, wenn ich 30 g Transfette aus Pommes täglich zu mir nehmen würde. Es hätte die gleiche Energiedichte, ca. 270 kcal, aber definitiv würden Sie Körperfett aufbauen und Ihre Cholesterinwerte verschlechtern, wenn Sie täglich eine Portion Pommes essen würden. 30 g Omega-3-Fettsäuren hingegen regulieren den Cholesterinspiegel ins Positive. Es ist ganz einfach: Fett ist eben nicht gleich Fett.

Vitamine: lebensnotwendig!

Die drei Makronährstoffe haben Sie nun kennengelernt. Machen wir weiter mit den Mikronährstoffen und fangen wir hier mit den Vitaminen an.

Vitamine werden viel zu oft verkannt und abgetan als Geldmacherei. Dabei sind es lebensnotwendige Stoffe. Ohne sie werden wir krank, und im schlimmsten Fall sterben wir. Millionen Menschen sind in der Menschheitsgeschichte an Vitaminmangel gestorben, weil wir die Vitamine nicht selbst in uns synthetisieren können. Vitamin D kann der Körper noch selbst herstellen, wenn wir in die Sonne gehen. Da wir das aber nicht ausreichend tun, leiden, wie Sie schon gelesen haben, viele Menschen unter einem Vitamin-D-Mangel. Auf den Seiten 6 bis 11 sehen Sie in einer Übersichtstabelle alle 47 wichtigen Mikronährstoffe unseres Kartenhauses.

Orientieren Sie sich bitte an der Spalte „Einnahmeempfehlung". Dabei handelt es sich um gesicherte Werte, Sie brauchen keine Angst zu haben, dass Sie sich damit vergiften.

„Sie können die Menge, die wir zum Verjüngen brauchen, nicht essen! Sie müssten den ganzen Tag alles Mögliche in sich hineinstopfen, um nur annähernd an die Werte zu kommen, die wir brauchen."

Es gibt 20 Vitamine, wovon 13 unerlässlich für den Körper sind und extrem wichtig. Ich möchte ein paar dieser Vitamine herausgreifen, bei denen es Besonderheiten gibt, und sie genauer vorstellen, damit Sie die Zusammenhänge besser verstehen. Nehmen Sie ausreichend Vitamine! Nehmen Sie zu wenig, werden die Effekte ausbleiben.

Vitamin A und seine Vorstufe Beta-Carotin – das unterschätzte Vitamin

Vitamin A ist eines der am meisten unterschätzten Vitamine, oft zu Unrecht verurteilt und als giftig abgestempelt. Das Beta-Carotin, das vor allem in Karotten vorkommt, ist die Vorstufe von Vitamin A, das zu den besten Freien-Radikalen-Fängern gehört. Wer Angst vor Krebs hat, sollte sehr viel pro Tag zu sich nehmen. Vitamin A ist wichtig für Wachstumsprozesse von Zellen, hält Haut und Schleimhäute gesund und ist gut für die Augen.

Enthalten ist es neben Karotten in Leber, Butter und Käse, Spinat, roter Paprika, Tomaten, Brokkoli und Aprikosen.

Vitamin A gehört zu den fettlöslichen Vitaminen, das heißt, der Körper kann es mit gleichzeitiger Einnahme von Fett besser aufnehmen. Meiner Meinung nach lässt sich der Bedarf an Vitamin A nicht mit Karotten decken! Sie brauchen 1 bis 3 µg. Nehmen Sie daher entweder ölige Kapseln oder führen Sie es mit Omega-3-Kapseln, Öl oder einer „fettigen" Mahlzeit zu. **Meine Empfehlung: 1–3 µg Vitamin A und 30 mg Beta-Carotin.**

Vitamin C (Ascorbinsäure) – das Zellschutz-Vitamin

Vitamin C zählt zu den stärksten Antioxidanzien der Natur. Es ist das Zellschutz-Vitamin, fängt freie Radikale ab und stärkt das Bindegewebe. Ohne dieses Vitamin bekommen wir Zahnfleischbluten und andere Mangelerscheinungen. Nachgewiesene Effekte von Vitamin C: Es verbessert die Immunabwehr und reinigt das Blut. Es verhindert, dass Zellen „rosten" und senkt damit das Krebsrisiko. Des Weiteren schützt es durch die „Blutreinigung" vor Herz-Kreislauf-Erkrankungen.

Enthalten ist es unter anderem in Obst wie Beeren und Zitrusfrüchte, auch in einigen Gemüsesorten wie Kohl, Paprika und Kartoffeln.

Wie bei allen Mikronährstoffen gilt auch hier: Ohne zusätzliche Gabe geht es nicht. Man kann täglich zwischen 2000 und 6000 mg Vitamin C nehmen, über den Tag verteilt. Steigern Sie langsam die Dosis, falls Sie es noch nie genommen haben, denn Vitamin C kann abführend wirken. Fangen Sie mit 1 g an und steigern Sie, wie Sie möchten. Hochleistungssportler nehmen bis zu 12 g am Tag, da es das Blut dünner macht und dadurch „schneller", weil es mehr Sauerstoff transportieren kann. **Meine Empfehlung: 2000–6000 mg.**

Der B-Komplex – die Alleskönner

Hirn, Herz, Nerven, Gefäße, Haut, Verdauung, Stoffwechsel und, und, und ... eigentlich gibt es keinen Prozess, an dem die B-Vitamine nicht beteiligt sind. Fehlt uns auf Dauer ein B dieses Komplexes, fühlen wir uns nicht wohl und werden müde, schlapp und unkonzentriert. Die Liste der Mangelerscheinungen ist lang.

Die wichtigsten B-Vitamine sind in folgenden Nahrungsmitteln enthalten:

- B1: Vollkornprodukte, Hülsenfrüchte und Schweinefleisch, Kartoffeln, Spargel, Salat
- B2: Vollkornprodukte, Hülsenfrüchte und Schweinefleisch, Milch und Milchprodukten, Brokkoli, Hefe
- B3: vor allem in tierischen Produkten wie Fleisch, Fisch und Innereien, etwa Schweine- und Kalbsleber
- B6: Hühnerfleisch, Rinderfilet, Schweinefleisch und Leber, Sardine, Makrele, Vollkornprodukte, Kartoffeln, Hülsenfrüchte, Kohlgemüse, Avocados
- B7: Leber, Eigelb, Hefe, pflanzliche Lebensmittel wie Nüsse, Haferflocken, Sojabohnen und ungeschälter Reis

Ich möchte an dieser Stelle eine kurze Empfehlung aussprechen. B-Komplex-Kombi-Präparate machen keinen oder wenig Sinn, da sie viel zu gering dosiert sind, daher würde ich Ihnen empfehlen, alle Präparate einzeln in der empfohlenen Maximaldosis zu nehmen.
Meine Empfehlung: 10–50 mg (Therapie 100 mg) Vitamin B1, 100–250 mg Vitamin B2, 100–250 mg Vitamin B3, 10–200 mg Vitamin B6, 10–40 mg Vitamin B7.

Vitamin D – das Sonnenhormon

Zu Vitamin D habe ich weiter vorne im Buch schon etwas geschrieben. Es hat unter den Vitaminen eine Sonderstellung, weil es der Körper selbst herstellen kann – aber nur, wenn er dazu ausreichend UV-Strahlung abbekommt. Das heißt, wenn wir nicht genug Sonne abbekommen, kann der Körper auch weniger Vitamin D bilden, was sich in Müdigkeit, Abgeschlagenheit, Antriebslosigkeit und starken Stimmungsschwankungen äußern kann, die sogar in Depressionen übergehen können. Neben diesen „psychischen Mangelerscheinungen" ist Vitamin D auch maßgeblich am Kalzium-Knochen-Stoffwechsel beteiligt. Wenn wir es nicht haben, können bei einem anhaltenden Mangel Osteoporose und Arthrose die Folge sein. Sie können gern Ihren Vitamin-D-Spiegel beim Arzt bestimmen lassen.

Liegt Ihr Vitamin-D-Wert unter 30 (Maximalwert ist 100), sollten Sie für vier Wochen eine sehr hohe Dosis nehmen (20.000 I.E. bzw. 500 µg täglich), um Ihre Speicher zu füllen. Anschließend können Sie auf 5.000 bis 10.000 I.E. – bzw. 125 bis 250 µg – täglich reduzieren. Die üblichen Einnahmeempfehlungen liegen bei etwa 800 I.E. pro Tag, was aber meiner Meinung nach noch nicht mal den täglichen Bedarf unseres Körpers deckt, geschweige denn einen Mangel ausgleichen oder einen Speicher auffüllen kann.

Gerade bei diesem Mikronährstoff brauchen Sie Geduld. Bei extrem leerem Speicher dauert es eine gewisse Zeit, bis der Vorrat wieder aufgefüllt ist. Veränderungen in der Knochendichte werden Sie frühestens nach zwölf Monaten feststellen – aber nur, wenn auch die Einnahme von Kalzium und Vitamin K2 gesichert ist.

Meine Empfehlung: Bei einem Vitamin-D-Wert unter 30 für vier Wochen 500 µg, dann 125–250 µg täglich.

Vitamin K – K1 und K2

Vitamin K brauchen wir für die Bildung der Gerinnungsfaktoren, es dient also dem Gefäßschutz, außerdem hemmt es bei Frauen nach den Wechseljahren den Knochenabbau, denn es baut Kalzium in die Knochen ein. Es hat extrem viele positive Wirkungen, die jetzt erst erforscht werden.

Es ist reichlich enthalten in grünem Blattgemüse wie Spinat, Salat und Kohl, außerdem in Hülsenfrüchten.

Hier halte ich eine Dosierung am Tag von 100 bis 200 µg K2 und 100 µg K1 für sinnvoll. Diese Dosen haben wesentlichen Einfluss auf Ihren Körper und den Knochenstoffwechsel. Immer daran denken: Wir brauchen unsere Knochen auch im Alter noch!

Meine Empfehlung: 100–200 µg K2 und 100 µg K1.

Coenzym Q10 – „Vitamin Q"

Fehlt Ihnen die Luft zum Durchatmen, die Fitness und Ausdauer? Haben Sie Probleme mit dem Durchschlafen? Dann könnte es daran liegen, dass Ihnen das Coenzym Q10 fehlt, ein vitaminähnlicher Stoff und Bestandteil eines Enzyms. Es wird für den

Energiestoffwechsel, die Sauerstoffproduktion und dessen Transport verwendet und hat eine antioxidative Wirkung, das heißt, es fängt freie Radikale und schützt die Zellen.

Es findet sich im Mais, Soja und Nüssen, auch in Fleisch und Fisch; am konzentriertesten in Schweineherz.

Ich kann es Ihnen nur empfehlen: Gerade wenn wir älter werden, brauchen wir mehr von diesem Stoff, für einen gut funktionierenden Energiestoffwechsel und eine gute Sauerstoffversorgung der Zellen. Eine gute Dosis beläuft sich auf 50 bis 200 mg am Tag, wobei man gern an Tagen mit hoher Belastung die Dosis verdoppeln kann. Meine Empfehlung: 50–200 mg.

Die Dosis optimal wählen

Machen Sie die Aufnahme von Nahrungsergänzungsmitteln von Ihren Tagesabläufen und der jeweiligen Lebenssituation abhängig. Denken Sie daran, Ihr Körper braucht mehr Nähr- und Abwehrstoffe an stressigen Tagen und an Tagen mit hoher körperlicher und seelischer Belastung. Machen Sie sich das zunutze! Optimieren Sie Ihre Tage!

Mineralstoffe: die Salze des Körpers

Mineralstoffe können vom menschlichen Körper nicht selbst produziert werden, sie haben jedoch für unsere Gesundheit große Bedeutung. Daher müssen wir sie zuführen. Salz nimmt hier eine Sonderstellung ein, da viele Menschen heute Salz eher weglassen als zuführen. Dem Thema Salz widme ich daher ein eigenes Kapitel. Hier geht es zunächst um die anderen Mineralstoffe, die wir unbedingt benötigen.

Magnesium – das Salz der Nerven und der Muskeln

Krämpfe bringt man meist mit einem Magnesiummangel in Verbindung. Aber oft sind Muskelkrämpfe nicht ausschließlich auf einen Magnesiummangel zurückzuführen, sondern auf einen verschobenen Elektrolythaushalt im Allgemeinen. Nichtsdestotrotz hilft eine Magnesiumgabe mit viel Wasser bei der Beseitigung von Muskelkrämpfen. Magnesium macht aber noch vieles mehr. Es wirkt Gefäßkrämpfen entgegen, hat eine entspannende Wirkung und spielt eine Schlüsselrolle in der neuromuskulären Reizübertragung, indem es die Erregbarkeit von Muskeln und Nerven herabsetzt; außerdem hemmt es Entzündungsstoffe.

Viel Magnesium steckt in Weizenkeimen, Vollkornbrot, Haferflocken, Avocado, Bananen, Cashewnüssen, Kürbiskernen, Leinsamen, Reis, Hülsenfrüchten und magnesiumreichem Mineralwasser.

Nehmen Sie es morgens und abends, an stressigen und warmen Tagen auch gern noch zwischendurch. Sie werden sehen, Sie gehen entspannter durch den Tag. Dosierungen bis zu 1000 mg pro Tag sind gut vertretbar, dabei sollte man aber beachten, dass man gleichzeitig Kalzium im Verhältnis 2:1 zusätzlich zuführt. Das bedeutet: Wenn Sie 200 mg Magnesium nehmen, sollten Sie gleichzeitig 400 mg Kalzium einnehmen. Beide Stoffe ergänzen und unterstützen sich im Elektrolytzyklus.

Meine Empfehlung: Bis zu 1000 mg.

Kalzium – Knochen- und Zahnbaustein

Wir alle brauchen Kalzium. Kalzium sorgt für starke Knochen und Zähne sowie für das gute Funktionieren von Herz, Nerven, Muskeln und die Blutgerinnung. Im Alter brauchen unsere Knochen extrem viel von diesem Mineral. Der Körper verbraucht täglich bis zu 800 mg dieses Stoffes. Man kann es über die Nahrung zu sich zu nehmen, dazu muss man aber wissen, dass man höchstens 30 Prozent des in der Nahrung enthaltenen Kalziums aufnimmt. Kalzium ist in Milch und Milchprodukten wie Käse, Quark und Joghurt enthalten, aber auch in bestimmten Mineralwässern, Nüssen, Spinat und Brokkoli.

Möchten Sie starke Knochen und gute Zähne Ihr Leben lang, dann sollten Sie mindestens 1000 mg, eher 2000 mg Kalzium pro Tag zu sich nehmen. Denken Sie aber auch an die zusätzliche Einnahme von Vitamin D und Vitamin K2 sowie Magnesium – hier erkennen Sie wieder mein Kartenhaus: Alles muss miteinander funktionieren. Es wird aber eine ganze Zeit dauern, bis Sie eine Veränderung der Knochen und der Zähne spüren, und hier reden wir nicht über Monate, sondern über Jahre. Haben Sie Geduld, führen Sie Kalzium in den angegebenen Mengen zu und geben Sie Ihrem Körper Zeit zum Reparieren und Regenerieren.

Meine Empfehlung: 1000–2000 mg.

Natrium(-Chlorid) – extrem wichtig

Natrium spielt eine extrem wichtige Rolle im Salz- und Wasserhaushalt unseres Körpers sowie für die Zellfunktion. In Verbindung mit Chlorid ist es besser bekannt als Kochsalz.

Sie mögen es nicht glauben, aber ich bin überzeugt davon, dass wir unter Salzmangel leiden. Sie brauchen am Tag viel mehr Salz als Sie glauben, insbesondere wenn Sie schwitzen oder psychisch belastet sind. Ebenso wenn Sie zu den Kopfschmerz- und Migränepatienten gehören, könnte der Grund fehlendes Salz sein. Versuchen Sie es: Spüren Sie, dass Kopfschmerzen oder Migräne im Anmarsch sind, dann trinken Sie 500 ml Wasser mit einer guten Prise Salz gemischt. Das ist gewöhnungsbedürftig, aber das sollte es Ihnen wert sein, wenn Ihre Beschwerden nachlassen. Ich nehme zu allem, was ich trinke, eine Prise Salz dazu.

Im Online-Coaching stellen wir eine tolle Studie vor, die den Zusammenhang zwischen Herz-Kreislauf-Erkrankungen und Salzaufnahme sehr deutlich darstellt. Dabei wird klar, dass eine Gabe von 12 g Salz pro Tag das Risiko von Herzinfarkt und Schlaganfall verringert. Wenn Sie unter Bluthochdruck leiden, gilt aber nach wie vor: Vorsicht bei der Salzaufnahme!

In den warmen Monaten und immer wenn Sie Sport treiben, nehmen Sie bitte zusätzlich 1 bis 2 g Salz zu sich. Durch unseren Schweiß verlieren wir pro Stunde 1 bis 2 g Salz. Das muss aufgefüllt werden!

Tipp: Bitte verwenden Sie keine Billigprodukte. Es sollten auch keine Rieselhilfen enthalten sein. Nehmen Sie ein gutes Meer- oder Kristallsalz, am besten bio. Ich selbst verwende übrigens auch kein Jod-Salz oder Fluor-Salz, sondern decke meinen täglichen Bedarf mit natürlichen Lebensmitteln ab, da ich so die Aufnahme besser steuern kann.

Meine Empfehlung: 2000–4000 mg + 1000 mg pro Stunde Sport – sofern Sie nicht unter Bluthochdruck leiden.

Kalium – oft verkannt

Kalium reguliert sehr viele Prozesse im Körper und sorgt im Verbund mit Natriumchlorid für eine gute Nerven-, Muskel- und Herzfunktion. Dieser Mineralstoff ist maßgeblich an der Signalweiterleitung zwischen Zellen beteiligt und hält dort auch die elektrische Spannung aufrecht. Außerdem ist es an der Regulierung des Blutdrucks beteiligt. Gerade wenn wir viel Natriumchlorid zu uns nehmen, ist es unabdingbar, dass wir auch seinen Partner Kalium nehmen, auch, um damit den Blutdruck zu regulieren.

Kalium ist in fast jedem Lebensmittel in kleinen Dosen vorhanden, am meisten in Bananen und Aprikosen.

Meine empfohlene Tagesmenge liegt hier bei bis zu 4000 mg.

Meine Empfehlung: Bis zu 4000 mg.

Spurenelemente: winzig, aber wichtig

Spurenelemente gehören zu den Mineralstoffen und sind anorganische Verbindungen. Sie kommen im Körper „nur" in winzigen Mengen, deshalb könnte man fälschlicherweise denken, man müsse sie nicht beachten. Ein paar Spurenelemente sind jedoch essenziell für den Menschen, also lebensnotwendig. Fehlen sie, entstehen zuerst Mangelerscheinungen, und dauern diese Mängel an, entstehen Mangelerkrankungen. Bestes Beispiel ist das Fehlen von Eisen im Körper, was nachweislich zu einer Blutanämie führt. Das Blut kann nicht mehr genug Sauerstoff produzieren und aufnehmen und man fühlt sich zuerst müde, schlapp, abgeschlagen und antriebslos. Oft leiden Frauen unter Eisenmangel, denn durch die Menstruation verlieren sie mit dem Blut wertvolles Eisen.

Zu den essenziellen Spurenelementen zählen Eisen, Zink, Selen, Kupfer, Chrom, Kupfer, Mangan, Molybdän, Jod, Kobalt und Silizium. Ich greife nur die Wichtigsten heraus und fasse sie für Sie kurz zusammen. Alle Informationen sind im Online-Coaching mit Studien belegt und können durch weiterführende Links verifiziert und nachgelesen werden.

Zink

Zink gehört für mich zu den wichtigsten Stoffen, die Sie Ihrem Körper zuführen können. Es ist unabdingbar für das Immunsystem und für den Muskelstoffwechsel. Ohne ausreichend Zink funktioniert weder Ihr Immunsystem noch Ihr Muskelerhalt richtig, von Muskelaufbau erst gar nicht zu sprechen.

Fleisch ist eine wichtige Zinkquelle, auch Austern, Nüsse und Vollkorngetreideprodukte.

Die von mir empfohlene Tagesmenge eines Erwachsenen liegt bei 50 bis 100 mg. Spüren Sie, dass eine Grippe oder Ähnliches im Anflug ist, oder möchten Sie prophylaktisch Ihre Abwehr schützen, dann erhöhen Sie die Menge auf 100 mg pro Tag. An stressigen und sehr sportlichen Tagen liegt der Bedarf höher als 50 mg. **Meine Empfehlung: 50–100 mg.**

Chrom

Chrom ist unglaublich wichtig für den Blutzuckerstoffwechsel. Man hat herausgefunden, dass ein Chrom-Mangel zu einem insulinresistenten Diabetes Mellitus führen kann. Man konnte in Studien zeigen, dass Chrom die Glukosetoleranz verbessert, also einen wesentlichen Einfluss auf den Blutzuckerstoffwechsel hat. **Meine Empfehlung: 200 μg.**

Selen

Ein Spurenelement, das das Krebsrisiko senkt: Es gilt durch seine hohe antioxidative Wirkung als Radikalenfänger und kann gleichzeitig vor Herz-Kreislauf-Erkrankungen schützen.

Gute Selenquellen sind Fleisch und Fisch, auch Paranüsse, Pilze, Spargel und Hülsenfrüchte.

Um einem Mangel vorzubeugen, werden 50 µg empfohlen, meine Empfehlung für Sie sind 100 bis 200 µg am Tag. Nicht weil ich denke, dass das gut ist, sondern weil in einer Studie, die 2008 im American Heart Journal veröffentlich wurde, die positive Wirkung von einer täglichen Gabe von 200 µg bestätigt wurde.
Meine Empfehlung: 100–200 µg.

Eisen

Keine Ausdauer? Müde? Abgeschlagen? Keine Luft? Dann unbedingt mal den Eisengehalt im Blut messen lassen, vor allem, wenn Sie vegetarisch oder vegan leben: Eisen ist in Fleisch, aber auch in Spinat, Rote Bete und Haferflocken enthalten.

Ich kann Ihnen nur raten, zwischen 20 und 100 mg am Tag zu sich zu nehmen. Sie werden in kurzer Zeit spüren, wie merklich fitter Sie werden und wie es Ihnen von Tag zu Tag besser geht.
Meine Empfehlung: 20–100 mg.

Silizium

Bei Frauen ist Silizium schon länger bekannt aus Präparaten für Haare und Nägel. Haut, Haar und Knochenstoffwechsel können durch Silizium positiv beeinflusst werden. Gerade wer unter Haarausfall oder brüchigen Nägeln leidet, sollte über eine Gabe von Silizium nachdenken.

Enthalten ist es unter anderem in Haferkleie und -flocken, Datteln, Weizenkleie und Bohnen.

Meine empfohlene Dosierung liegt bei 75 bis 100 mg pro Tag.
Meine Empfehlung: 75–100 mg.

Kupfer, Mangan, Molybdän

Diese drei Spurenelemente sind sehr wichtig für verschiedene Stoffwechselprozesse. Eine zusätzliche Einnahme kann ich nur befürworten, da wir nicht sicher sein können, täglich ausreichend davon zu uns zu nehmen. Die Dosierung für Kupfer beträgt 1 bis 3 mg, für Mangan 2 bis 5 mg, für Molybdän 50 bis 100 µg. Sie können nicht überdosieren! Was zu viel reinkommt, wird ausgeschwemmt.
Meine Empfehlung: 1–3 mg Kupfer, 2–5 mg Mangan, 50–100 µg Molybdän.

Aminosäuren: die Bausteine unseres Körpers

Ich habe bei den Makronährstoffen mehrfach darauf hingewiesen, dass Eiweiß lebensnotwendig ist, und Aminosäuren sind genau das: Eiweißbausteine. Gerade die acht essenziellen Aminosäuren, sogenannte BCAAs, sind für uns lebensnotwendig.

Unser Körper schlüsselt alles, was wir essen, auf. Leider fehlen in der vegetarischen und veganen Ernährung wichtige Aminosäuren, da ein paar Aminosäuren nur in Fleisch oder tierischen Produkten enthalten sind. Daher können bei Vegetariern und Veganern Mängel entstehen. Das dauert aber sehr lange, da der Körper sehr lange ohne diese Aminosäuren auskommt und erst mal seine Reserven anzapft und aufbraucht, vor allem an Muskeln und an der Haut, die Spannkraft verliert. Leider sind in pflanzlichen Lebensmitteln nicht annähernd ausreichend essenzielle Aminosäuren vorhanden, um Muskeln aufzubauen geschweige denn zu erhalten. Wenn Sie „normal" altern möchten, macht das nichts, aber wenn Sie mit mir jung bleiben wollen, kommen Sie um die Gabe von essenziellen Aminosäuren nicht herum.

BCAAs

Das sind *branched-chained amino acids,* verzweigtkettige Aminosäuren. Zu ihnen gehören Valin, Leucin und Isoleucin. Mir ist die Rolle dieser Eiweißbausteine extrem wichtig, und ich möchte Ihnen an dieser Stelle einfach nur meine Empfehlung aussprechen und Ihnen sagen, egal ob vegan oder vegetarisch: Nehmen Sie diese Aminosäuren. Sie können Eiweiß und Aminosäuren nicht überdosieren!

Nach meinen Erfahrungen holt sich Ihr Körper diese Aminosäuren aus Ihren Speichern und Muskeln und schadet Ihnen damit. Vermeiden Sie das und nehmen Sie ausreichend dieser Aminosäuren. Die tägliche Dosis richtet sich daran, was Sie tun und wie Ihr Tag war. Nehmen Sie sie täglich und am besten reichlich und an Trainings- bzw. Aktivtagen noch mehr: Valin: 2100 mg, Leucin: 3200 mg, Isoleucin: 1600 mg.

Meine Empfehlung: 2100 mg Valin, 3200 mg Leucin, 1600 mg Isoleucin.

Lysin

Für mich noch sehr sinnvoll ist Lysin. Dieser Eiweißbaustein hat besondere Bedeutung im Bereich der Zelle, insbesondere der Hautzellen und der Leber. Meine Einnahmeempfehlung: Lysin: 2400 mg.

Meine Empfehlung: 2400 mg.

Tryptophan

Die Aminosäure Tryptophan ist für den Schlaf und das „Runterkommen" sehr wichtig und kann auch bei depressiven Zuständen und Angstzuständen helfen. Unruhezustände und Schlaflosigkeit lassen einen Mangel dieser Aminosäure vermuten. Ich empfehle eine Einnahme vor dem Schlafengehen. Denken Sie aber daran, dass man erst seine Speicher auffüllen muss, bevor die vollständige Wirkung erzielt werden kann. Das bedeutet, es kann seine Zeit dauern, bis Sie besser schlafen, aber Sie werden besser schlafen.
Meine Empfehlung: 1500–3000 mg.

Arginin

Arginin ist eine der bemerkenswertesten Aminosäuren unseres Körpers. Nicht nur für Männer interessant, sondern auch für Frauen. Es sorgt für Gefäßerweiterung, Blutdrucksenkung und bessere Durchblutung allen Gewebes. Gleichzeitig fördert es die Ausschüttung unserer Wachstumshormone. Das ist es, was wir wollen: guten Blutdruck, gute Durchblutung und Wachstumshormone, um dem Zellverfall entgegenzuwirken. Arginin stärkt zudem noch die T-Zellen und sorgt für ein stärkeres Immunsystem, was dadurch den Schutz vor Krebszellen stärkt.
Meine Empfehlung: 5000–9000 mg.

Tyrosin

Tyrosin ist die Gute-Laune-Aminosäure. Dieser Eiweißbaustein ist die Vorstufe von Dopamin und maßgeblich für die Produktion und Ausschüttung dieses Botenstoffes zuständig. Viel Tyrosin bedeutet viel Dopamin, viel Dopamin bedeutet viele Endorphine, also viel gute Laune. Gerade Menschen, die unter Depressionen leiden, fehlt sehr oft diese Aminosäure. Auch Vegetariern und Veganern fehlt dieser Stoff sehr oft. 2000 mg über den Tag verteilt kann ich problemlos vertreten.
Meine Empfehlung: 2000 mg.

Hormone: die „Antreiber" im Körper

Hormone sind Botenstoffe in unserem Körper, die die Zellen dazu veranlassen, bestimmte Arbeiten und Dienste zu verrichten, und das in allen Bereichen. Hormone sind in allen Regulationsprozessen und Entwicklungsprozessen des Körpers zu finden. Wenn Sie die letzten Kapitel aufmerksam gelesen haben, wissen Sie, dass ab 30 der Hormonspiegel sinkt, die „Antreiber" sich also langsam aus dem Staub machen. Das heißt, wenn die Hormone immer weniger werden, dann werden auch die Prozesse des Körpers langsamer und funktionieren nicht mehr so gut, wie zum Beispiel bei den Sexualhormonen oder Wachstumshormonen. Deshalb sollte es unser erklärtes Ziel sein, eine ausreichende Hormonproduktion in unserem Körper so lange wie möglich aufrechtzuerhalten.

Das Thema Hormone hat in unserer Gesellschaft meist einen seltsamen Beigeschmack. Ich vermute, das liegt daran, dass wir immer an Sex denken, wenn wir das Wort Hormon hören. Dabei haben wir so viele Hormone und Botenstoffe im Körper, die damit überhaupt nichts zu tun haben. Allein die Schilddrüsenhormone oder die Glücks- und Stresshormone sind so wichtig, dass man sie nicht vernachlässigen darf. Im Folgenden stelle ich Ihnen die wichtigsten Hormone vor. Zuerst müssen wir aber über den sogenannten „Fettbegleitstoff" Cholesterin reden.

Cholesterin – Baustoff und Vorstufe von Hormonen

Cholesterin ist für uns lebensnotwendig und ein Hauptbestandteil unseres Fettstoffwechsels. Seine Aufgaben bestehen im Aufbau von Zellmembranen, es ist unentbehrlich für die Herstellung von Gallensäuren, die wiederum für die Fettverdauung gebraucht werden, und wir brauchen es für die Wände der Körperzellen, die Isolierung der Nervenzellen und – jetzt kommt's – die Herstellung bestimmter Hormone: Cholesterin ist die Vorstufe von Sexualhormonen und von Cortisol, einem körpereigenen Hormon, das wir für die Entzündungsabwehr im Körper benötigen. Darüber hinaus brauchen wir es für die Bildung von Vitamin D, das vor allem zur Verwertung von Kalzium für den Knochenaufbau nötig ist.

Was man tatsächlich regelmäßig vom Arzt untersuchen lassen sollte, ist der Gesamtcholesterin-Spiegel. Wir können in unserem Blutplasma zwei Werte feststellen lassen: den LDL- und den HDL-Cholesterin-Wert. LDL *(Low-Density Lipoprotein)* ist das „schlechte", HDL *(High-Density Lipoprotein)* das „gute". Aber es zählt der Gesamtwert und würde keinen Sinn machen, nur auf das HDL zu setzen und diesen Wert nach oben zu treiben, da der Körper auch das LDL braucht. Ohne beide Stoffe in einem guten Verhältnis werden viele Prozesse des Körpers, insbesondere Stoffwechsel- und Hormonprozesse, nicht ausgelöst. Deshalb mein Rat: Lassen Sie regelmäßig Ihr Blut untersuchen und setzen Sie viel auf Omega-3-Fettsäuren, die maßgeblich diese Werte positiv beeinflussen.

DHEA – ein Wachstumshormon

Haben Sie wahrscheinlich noch nie gehört – wenn doch, dann haben Sie sich schon mit dem Thema Anti-Aging beschäftigt. Für mich ist DHEA einer der wichtigsten Faktoren, um für lange Zeit jung zu bleiben. DHEA steht für Dehydroepiandrosteron, eine Vorstufe von Sexualhormonen. Fehlt uns dieses Hormon oder nimmt es ab, fährt der Körper auch bei anderen Prozessen runter und wir altern. Sorgen wir dafür, dass dieses Hormon immer in ausreichendem Maße in uns vorhanden ist, haben wir gute Chancen, den Alterungsprozess hinauszuzögern, zu stoppen oder sogar umzukehren.

30 ist die magische Grenze, dann fährt der Körper sukzessive die Produktion von Hormonen runter. Mit 50 haben wir höchstens noch die Hälfte der Hormonwerte eines 30-Jährigen. Mit 80 haben wir noch 10 Prozent eines „normalen" Wertes. Wie soll man da fit und kraftvoll bleiben? Das erklärt Ihnen vielleicht auch, warum man sich im Alter so viel mehr anstrengen muss, um die gleichen Resultate wie in der Jugend zu erreichen: Junge Menschen haben eine andere Hormonbasis und andere Ausgangsvoraussetzungen.

Mein Tipp: Erhöhen Sie Ihren DHEA-Spiegel im Körper. Man kann diesen vom Arzt messen lassen. Eine sehr gute Alternative, die auch durch Studien belegt wurde, ist die Yamswurzel, die dabei helfen kann, die körpereigene Produktion von DHEA anzuregen. Mehr dazu weiter hinten im Buch. Eine sehr wichtige Aussage ist übrigens, dass DHEA durch Training im Körper erhöht werden kann.

Sprechen Sie mit dem Arzt Ihres Vertrauens darüber und lassen Sie sich auch zu Risiken bei der Einnahme beraten. Besonders wenn Sie in den Wechseljahren sind, muss abgeklärt werden, ob DHEA in Ihrem Fall das Richtige ist. Erfahrungsberichte zeigen, dass die Einnahme von DHEA unter ärztlicher Aufsicht dazu geführt hat, dass Menstruationsbeschwerden und Beschwerden der Wechseljahre verschwanden. Nach meiner Meinung jedoch sind die Auswirkungen auf den Gesamthormonhaushalt zu spüren: fitter, agiler, frischer, voller Tatendrang.

Nichtsdestotrotz sollte man sich bewusst machen, dass man in seinen Hormonhaushalt eingreift, wenn man sich DHEA zuführt. Man könnte es so sagen: Die Natur macht ja das Gleiche, wenn wir älter werden, nur umgekehrt: Sie nimmt uns diese Hormone. Wir können dies aber stoppen, mit DHEA, Bewegung und der richtigen Ernährung. Hier sind wir wieder bei unserem Kartenhaus: Nehmen Sie alle Stoffe, dann liefern Sie dem Körper alle Substanzen, um alles, was er braucht, wiederherzustellen.

„Ich mache einfach alles, um meinen DHEA-Spiegel oben zu halten. Neben den Mikro- und Makronährstoffen, dem Element Wasser und Bewegung ist dies eines der Schlüsselelemente im Alterungsprozess."

Unsere Glückshormone hängen ebenso vom DHEA ab wie andere Hormone auch. Hier gibt es Wechselwirkungen. Haben wir ausreichend DHEA, dann haben wir Power, Leistung, Energie, Freude und Antrieb, mehr Lust am Leben. Und umgekehrt, wer Lust am Leben hat und ständig in Bewegung ist, hat einen hohen DHEA-Spiegel.

Stoffwechselhormone – Schilddrüsenhormone, Adrenalin und Cortisol

Die Schilddrüse regelt nicht nur, wie allseits bekannt, wichtige Stoffwechselprozesse im Körper. Sie ist auch hauptsächlich mitverantwortlich für den Hormonstoffwechsel, den Energiestoffwechsel und das Zellwachstum, des Weiteren für den Einbau von Kalzium in die Knochen. Alles wichtige Informationen für unser Thema: Fehlt uns die Schilddrüse oder funktioniert sie nicht mehr richtig, hat das extreme Auswirkungen auf unseren gesamten Organismus und den Fettstoffwechsel. Wir werden müde, träge und setzen leichter Fett an. Deshalb sollten wir alles dafür tun, dass dieses Organ uns erhalten bleibt und seine Dienste verrichtet, denn es hat einen extremen Einfluss auf unseren Alterungsprozess. Keine Angst: Sollte Ihre Schilddrüse nicht mehr ihren Dienst verrichten, kann man die Hormone, die sie eigentlich produziert, extern zuführen und somit die negativen Wirkungen eindämmen. Ihr Arzt ist hier Ihr bester Ansprechpartner.

Adrenalin und Cortisol habe ich mit Absicht mit in der Gruppe der Stoffwechselhormone eingegliedert, da sie direkt und indirekt einen wesentlichen Einfluss auf den Stoffwechsel haben.

Adrenalin ist der beste Appetitzügler, den es gibt. Wer mal einen Schreck bekommen und dabei viel Adrenalin ausgeschüttet hat, braucht erst mal eine ganze Zeit lang nichts zu essen, egal wie groß der Hunger vor dem Schreck war. (Kommen Sie jetzt aber bitte nicht auf die Idee, sich permanent erschrecken zu lassen oder Ihren Partner dauernd zu erschrecken – nicht dass wir da ein Herzleiden mit verursachen.) Adrenalin ist wie Cortisol ein Stresshormon. Die ursprüngliche und natürlich auch noch heutige Funktion dieses Hormons ist es, dem Körper kurzfristig Energie bereitzustellen. Gerade als wir noch unter freiem Himmel lebten, benötigten wir viel Adrenalin, um vor Gefahren zu fliehen oder die nötige Energie zum Kämpfen bereitzustellen.

Hier ein Hinweis: Viele Appetitzügler enthalten Adrenalin oder veranlassen den Körper, es auszuschütten. Achten Sie auf den Hinweis Ephedrin. Sollten Sie solche Produkte verwenden, dann können Herzrasen und Unruhezustände sowie ansteigender Blutdruck Nebenwirkungen sein.

Verwenden Sie es mit Bedacht, denn so arbeitet zwar der Stoffwechsel und insbesondere der Fettstoffwechsel schneller, aber machen Sie sich bewusst: Adrenalin gehört zu den Stresshormonen des Körpers, und den sollten wir ja so gut es geht vermeiden, damit die Zellen so lange wie möglich jung bleiben. Zellen mögen keinen Stress.

Cortisol ist der Gegenspieler von Adrenalin und gehört ebenfalls zu den Stresshormonen. Es ist sozusagen das „negative" Stresshormon. Nach einer Adrenalinausschüttung folgt nämlich Cortisol, das den Körper vor den ungünstigen Folgen schützen soll, die eine zu lange Aktivierung auf hohem Niveau durch Adrenalin verhindert. Es verlangsamt also den Stoffwechsel. Das kann ein Grund dafür sein, dass man nicht abnimmt, auch wenn man noch so sehr hungert: Unter Stress geht das eben nicht.

„Wer dauerhaft einen hohen Cortisolspiegel im Blut hat, braucht an Abnehmen nicht zu denken und wird es auch unter strenger Diät und viel Bewegung schwer haben, an Gewicht bzw. Körperfett zu verlieren."

Mein Rat: Lassen Sie Ihren Cortisolspiegel durch einen Bluttest beim Arzt bestimmen. So können Sie feststellen, ob Ihr Stoffwechsel verlangsamt ist und wie es mit Fetteinlagerung, erhöhtem Risiko für Diabetes, Herzinfarkt und Schlaganfall aussieht. Cortisol sollte so gering wie möglich im Blut konzentriert sein – aber denken Sie nicht, dass wir es auf Null schrauben sollten, das wäre ebenfalls nicht gut, genauso wenig, wie ein LDL-Cholesterinwert von Null gut wäre. Jedes Hormon hat seine Funktion und seinen Sinn im Körper, aber gerade hier gilt: Die Dosis macht das Gift. Generell gilt: Erholung und Bewegung sorgen für den Abbau der Stresshormone auf natürliche Weise!

Phosphatidylserin

Wer sich in stressigen Situationen oder Lebensumständen vor Cortisol und seinen Folgen schützen möchte, dem kann ich nur den Rat geben, sich den Stoff Phosphatidylserin näher anzuschauen. Es ist ein Pflanzenextrakt, das nachweislich den Cortisolspiegel im Körper senkt. Hier sollte man über einen längeren Zeitraum eine hohe Dosis nehmen. Ich würde in sehr stressigen Zeiten und bei einem hohen Stresslevel von 300 mg Phosphatidylserin täglich ausgehen. Nach meinen Erfahrungen senkt es nicht nur den Cortisolspiegel, es steigert auch die Konzentrationsfähigkeit und das Wohlbefinden.

Glückshormone – machen das Leben schön

Mit die wichtigsten Hormone in Ihrem Körper sind die Glückshormone. Ohne die macht das Leben einfach keine Freude. Wir wollen ja nicht nur jung alt werden, sondern wir wollen auch noch Spaß dabei haben, und das geht nur mit Serotonin, Dopamin und den bekanntesten der Glückshormone, den Endorphinen. Leider verschwinden diese Hormone ebenso wie alle anderen im Laufe der Jahre. Wer kein Serotonin produziert, läuft Gefahr, in eine depressive Phase zu geraten.

„Wir brauchen diese Hormone, ohne sie fehlt uns schlicht und ergreifend was. Möchten Sie nicht auch immer Schmetterlinge im Bauch haben, oder immer Frühling im Kopf? Dann sorgen Sie für ausreichend dieser Hormone in Ihrem Körper."

Ich habe schon kurz angerissen, dass ein wichtiger und essenzieller Baustein für die Produktion dieser Hormone zum einen DHEA ist, zum anderen die Aminosäure Tyrosin. Bekommt der Körper ausreichend von diesem Eiweißbaustein, dann kann er diese Hormone produzieren. Aber bitte Vorsicht! Nicht zu viel auf einmal, sonst spielen Ihre Endorphine verrückt. Das hört sich zwar lustig an, kann aber unangenehm werden, da es sehr unruhig

macht. Wenn Sie vorhaben, einen Marathon zu laufen, mag es hilfreich sein, nicht aber, wenn man den Abend entspannt auf der Couch verbringen möchte. Deshalb würde ich es morgens, mittags und nachmittags, nicht aber abends empfehlen, sonst kann es Ihnen die Nachtruhe vermiesen.

Sie wissen aber auch schon, wie man diese Hormone selbst produziert: ein Spaziergang an frischer Luft, ein bisschen Bewegung, ein bisschen Aufregung vor einem Date, ein Wiedersehen mit Freunden. Alles, was Sie glücklich macht, produziert in Ihrem Körper diese Hormone. Und jetzt kommt eine sehr wichtige Information. Was ich nun schreibe, ist kein Scherz: Allein das Erinnern an schöne Zeiten, an alte (positive) Gefühle, an besondere Erlebnisse oder Ereignisse, also alles, was Ihr Herz höher schlagen lässt und Sie in diese nostalgische glückliche Stimmung versetzt, schüttet positive Hormone aus. Das bedeutet, Sie können überall, zu jeder Zeit, egal wo Sie sind und was Sie tun, durch bloßes Denken Hormone produzieren und ausschütten. Sie müssen weder verreisen noch es konkret erleben, Sie müssen es nur denken und sich erinnern. Sogar nur das Träumen von künftigen Ereignissen, auf die Sie sich freuen, schüttet Hormone aus.

Umgekehrt gilt das leider auch: Schlechte Gedanken und Erinnerungen lösen das Gegenteil aus. Wenn Sie ständig an Gefahr, Ärger, Stress, Krankheiten und böse Dinge denken, schüttet der Körper natürlich auch Hormone aus, nur eben die falschen, nämlich unter anderem das Negativ-Stresshormon Cortisol.

Wir merken uns: Glückshormone und deren Vorstoffe werden in der Nebennierenrinde erzeugt. Die Nebennierenrinde ist ein Organ, das auf Erschütterung reagiert und dadurch Glückshormone freisetzt. Was heißt das für uns? Hüpfen, Joggen, Laufen, Gehen, Wandern, Bewegen macht glücklich. Jede kleine Erschütterung der Nebennierenrinde sorgt für einen Anstieg an Serotonin und Dopamin, und dadurch werden Endorphine freigesetzt. Deshalb enthält dieses Buch und das dazugehörige Online-Coaching einen 4-Wochen-Trainingsplan: Wir aktivieren unsere Hormone durch Training!

Vielleicht erkennen Sie, wie viel Wahres an dem Spruch *Think positive!* ist. Das wusste man im weitesten Sinne schon lange:

Achte auf deine Gedanken,
denn sie werden Worte.
Achte auf deine Worte,
denn sie werden Handlungen.
Achte auf deine Handlungen,
denn sie werden Gewohnheiten.

Achte auf deine Gewohnheiten,
denn sie werden dein Charakter.
Achte auf deinen Charakter,
denn er wird dein Schicksal.
Chinesisches Sprichwort

Testosteron und Östrogene – die Sexualhormone

Das männliche Sexualhormon Testosteron ist das wohl bekannteste Hormon. Es sorgt dafür, dass wir Energie haben. Haben wir zu viel davon, reagieren wir gereizt und aggressiv. Das erklärt vielleicht, warum Jungs, die in die Pubertät kommen, so leicht gereizt sind oder sein können. Aber wenn man denkt, dass das nur bei Männern vorkommt, täuscht man sich: Frauen haben ebenso Testosteron in sich, und zwar in der Regel nur 30 Prozent weniger als Männer. Ebenso haben Männer Östrogene in sich, es sind also männliche und weibliche Hormone bei beiden Geschlechtern vorhanden (auch wenn beide Parteien das oft nicht wahrhaben möchten). Aber lassen Sie sich gesagt sein: In Ihnen gibt es sowohl als auch, und das ist auch gut so: Bei dem einen mehr, bei dem anderen weniger, aber alle Hormone kommen in allen Menschen vor. Sie brauchen alles, was der Körper zu bieten hat und bereitwillig produziert.

Über den Tellerrand – die Wunderwelt der Natur

Im Folgenden möchte ich Ihnen einen Blick über den Tellerrand hinaus geben, nämlich einen kleinen Einblick in die Wunderwelt der Natur, und Ihnen ein paar natürliche Substanzen vorstellen, die Sie vielleicht interessieren könnten. Nicht nur können Sie Ihre Libido beeinflussen, sondern auch vor Herzinfarkten und anderen Krankheiten schützen. Vergessen Sie nicht, die Natur gibt es schon viel länger, als es Menschen gibt. Wir kommen aus ihr, und ohne sie sind wir nichts. Deshalb ist es manchmal gar nicht verkehrt, mal das ein oder andere auszuprobieren, denn es könnte ja sein, dass es hilft. Sie können sich auf jeden Fall nicht damit schaden.

„Sie sollten immer offen sein für die Natur, denn die bietet so viel mehr als wir uns vorstellen können."

Männer-Ecke

Hier möchte ich den männlichen Lesern ein paar Tipps geben. Es handelt sind ausschließlich um Ratschläge und Erfahrungen aus meinen vielen Jahren in der Fitness- und Gesundheitsbranche. Ich stelle Ihnen ein paar wirkungsvolle Nahrungsergänzungsmittel vor, die mehr Energie, mehr Leistung und mehr Lust bringen. Dabei bezieht sich das Wort Lust nicht nur rein auf das Sexuelle, sondern auch auf mehr Lebenslust und Unternehmungslust – auf jeden Fall auf mehr Antrieb.

Tribulus terrestris: Nein, nicht Tetris! Das ist eine Pflanze, der eine testosteronstimulierende Wirkung zugesprochen wird. Leider findet man gerade in diesem Bereich der Nahrungsergänzungsmittel wenig wissenschaftliche Studien, die nachweislich eine Wirkung belegen. Diesem Stoff wird nachgesagt, die eigene Testosteronproduktion im Körper zu stärken – er senkt aber möglicherweise auch den Blutdruck. Mein Tipp: Probieren Sie es selbst aus, überdosieren können Sie es nicht: Ich empfehle über vier bis sechs Wochen 1000 bis 3000 mg pro Tag.

Arginin: Das „menschliche Viagra", eine tolle Aminosäure mit einer tollen Eigenschaft, die nicht nur die Männerwelt erfreuen sollte. Arginin ist ein Eiweißbaustein, der im Körper für die Blutregulation und Gefäßsteuerung zuständig ist. Das heißt, es macht die Gefäße weit und fördert die Durchblutung auch in entfernten Bereichen des Körpers – etwas Ähnliches macht auch Viagra.

Maca: Eine besondere Wurzel. Die Inkas kannten sie schon lange, bevor wir in Europa davon hörten. Heute ist sie auch bei uns bekannt und gilt als Geheimtipp unter Männern. Wissenschaftliche Studien haben gezeigt, dass sie eine sehr stark aphrodisierende Wirkung hat. Sie hilft bei Potenzproblemen, Müdigkeit, Abgeschlagenheit, Stress, Erschöpfung und Depressionen. Maca ist reich an Proteinen und Omega-3-Fettsäuren und enthält viele andere nützliche Nährstoffe, was sie so besonders macht. Sie enthält außerdem viele pflanzlichen Sterole, die dem menschlichen Testosteron ähneln, worauf die stimulierende Wirkung zurückgeführt wird. Dazu kommt noch, dass sie positiv auf den Cholesterinspiegel wirkt. Im sportlichen Bereich steigert Maca die Ausdauer, Kraft und Leistungsfähigkeit. Eigentlich ein Allroundmittel mit vielen positiven Wirkungen, das auch für Frauen interessant sein kann. Neben der Steigerung der Libido und der Orgasmusfähigkeit soll es bei Menstruationsbeschwerden und Wechseljahr-Beschwerden sehr gut helfen. Mein Tipp: Probieren Sie es aus, aber denken Sie dran: Es braucht seine Zeit, bis es wirkt.

Frauen-Ecke

In der Frauen-Ecke möchte ich ein paar Nahrungsergänzungsmittel vorstellen, die gerade für die Leserinnen von besonderem Interesse sein könnten. Haut, Haare, Spannkraft und Hormonstabilisierung sind hier die wesentlichen Wirkungen. Nichtsdestotrotz können Frauen auch Arginin nehmen, da es nachweislich das Infarktrisiko senkt.

Yamswurzel: Ich packe diese Wurzel mit Absicht in die Frauen-Ecke, auch wenn sie für Mann und Frau gleichermaßen von Bedeutung ist. Ihr wird nachgesagt, dass sie die Produktion des körpereigenen DHEA wieder aufleben lässt und so Frauen besser durch die Wechseljahre trägt und Beschwerden abklingen lässt. Das gilt auch für Menstruationsbeschwerden. Ich habe weiter vorn im Buch schon über DHEA berichtet. Meiner Meinung nach sollte jeder über 40 diesen Stoff separat zuführen, weil die Wirkung und die positiven Faktoren ganz klar auf der Hand liegen. Dieser Wurzel werden sehr viele positive Effekte nachgesagt, ähnlich der Maca-Wurzel. Beides liefert viel Energie und mindert ebenso den oxidativen Stress. Sie erhalten durch diese beiden Wurzeln mehr Lebensenergie, weil sie indirekt die eigene Hormonproduktion ankurbeln helfen.

Lysin: Alle Aminosäuren haben Einfluss auf Bindegewebe und Stoffwechsel. Lysin wird in diesem Bereich eine größere Bedeutung zugemessen. Wer trockene Haut und brüchige Nägel hat, kann den Körper am Tag mit zwischen 3 und 10 g unterstützen. Das hilft auch bei Bindegewebsschwäche. Geben Sie dem Körper nur genügend Zeit, seine Speicher wieder zu füllen.

Cystein: Diese Aminosäure wirkt besonders an der Haarwurzel und stärkt die Wurzel von innen heraus. Es gibt teure Haarpräparate, die nichts anderes enthalten als diese Aminosäure, also einen Eiweißbaustein, gepaart mit einem Vitamin-B-Komplex für die bessere Aufnahme. Es gibt Studien über die Wirkungsweise von Cystein, nur kann ich selbst auf diesem Feld – leider – von keinen positiven Erfahrungen berichten, wie Sie an den Fotos von mir selbst sehen können … Dennoch empfehle ich Ihnen eine Anfangsdosis von 5 bis 10 g pro Tag und dann eine Erhaltungsdosis von 3 bis 5 g täglich. Dies gilt für Männer und Frauen gleichermaßen.

Special: Wasser und Salz

Dadurch, dass es täglich wie selbstverständlich aus dem Wasserhahn fließt, vergessen wir oft die extreme Wichtigkeit von Wasser für den Menschen. Gleichzeitig kostet es fast nichts bzw. nur wenig im Vergleich zu Kleidung oder anderen Luxusgütern. Ich kann Ihnen sagen: Wasser stellt für mich den größten Luxus dar, den es gibt.

„Zu banal für ein ganzes Kapitel? Leider nein! Ich könnte ein komplettes Buch über Wasser und Salz schreiben."

„*You don't know what you got 'til it's gone*" – in dieser Zeile aus einem Song der Rockgruppe „Cinderella" steckt viel Wahres drin: Erst wenn wir etwas nicht mehr haben, merken wir, dass es fehlt. Das wird einem erst richtig bewusst, wenn man mal auf Wasser verzichtet oder verzichten muss. Viele von uns wissen nicht, wie wichtig es ist, sich viel Wasser zuzuführen. Ich bin der Überzeugung, dass sehr viele Krankheiten nicht nur durch einen Nährstoffmangel, sondern auch durch einen Flüssigkeitsmangel bedingt sind. Dabei gebe ich nicht nur der zu geringen Flüssigkeitsmenge die Schuld, sondern ganz stark auch dem, was wir zu uns führen. Limonaden, Schorlen oder andere Softgetränke sollten Sie meiner Ansicht nach ohnehin vermeiden, weil sie unnötigen Zucker oder künstliche Süßungsmittel enthalten und nachweislich für körperliche Beeinträchtigungen verantwortlich sind, zum Beispiel schlechte Zähne, Krämpfe, Unruhezustände, Osteoporose und vieles mehr.

Rede ich von Flüssigkeit, dann rede ich davon, etwas zu trinken, das für den Körper wertvoll ist. Das ist zunächst einmal Wasser. Das ist aber nicht alles. Wirklich wertvoll wird die Flüssigkeit für den Körper erst, wenn sie isotonisch ist, das bedeutet, wenn das Verhältnis von Nährstoffen zu Flüssigkeit dem des menschlichen Blutes entspricht. „Isos" kommt aus dem

Griechischen und heißt „gleich", „tonos" ist das „Spannen". Wenn ein Getränk isotonisch ist, können die Nährstoffe besser aufgenommen und verwertet werden. Erreichen kann man das durch den Zusatz vom Mineralstoffen, insbesondere Natrium. Gesüßte Getränke dagegen sind hyperton („hyper" = „über"), das heißt, die Anzahl der gelösten Teilchen ist höher als im Blut, das bedeutet, sie sind verhältnismäßig schlechte Flüssigkeitslieferanten. Kaffee und Tee sind hypoton („hypo" = „unter"), die gelösten Teilchen im Blut liegen also unter der Konzentration im Blut.

Was bedeutet das jetzt praktisch? Es bedeutet, dass Sie süße Mixgetränke wegen des enthaltenen Zuckers so oder so weglassen sollten, bei Kaffee und Tee aber können Sie das Problem beheben, indem Sie eine kleine Prise Salz hinzufügen. So mache ich das inzwischen auch, auch wenn die Leute im Restaurant oder Café immer komisch schauen, wenn ich den Salzstreuer nehme und meinen Kaffee salze. Man schmeckt es nicht, aber durch das Salzen mache ich aus dem für den Körper „leeren" Kaffee eine wertvolle isotonische Flüssigkeit. Außerdem neutralisiert das Salz den bitteren Geschmack und verhindert zudem den Säurefilm auf dem Kaffee – alter Großmuttertrick.

Wasser – wie viel darf's denn sein?

Klären wir zuerst die naheliegendste Frage: Wie viel Flüssigkeit ist sinnvoll oder notwendig? Diese Frage habe ich sehr ausführlich in meinem Buch „Das 5-Minuten-Faszientraining" erläutert, und der Erfolg gibt mir Recht. So viele Menschen schreiben mir, dass es ihnen viel besser geht, nachdem sie angefangen haben ihre Flüssigkeitsaufnahme zu maximieren, sogar Menschen, die unter Fibromyalgie leiden, schrieben mir, dass ihre Beschwerden nachließen, nachdem sie angefangen hatten, das Richtige und die richtige Menge zu trinken.

Also: Meine, ich wiederhole, meine Empfehlung für die optimale Flüssigkeitszufuhr liegt an normalen Tagen bei 50 bis 60 ml pro Kilogramm Körpergewicht, solange Sie nicht unter einer Herz- oder Niereninsuffizienz leiden. Machen wir dazu ein kurzes Beispiel mit unserem 100-kg-Mann und unserer 60-kg-Frau:

Mann: 100 kg x 50 ml = 5000 ml = 5 Liter pro Tag
Frau: 60 kg x 50 ml = 3000 ml = 3 Liter pro Tag

Hört sich viel an? Ist es nicht. An warmen Tagen und an Tagen, an denen Sie vermehrt Stress haben oder sportlich aktiv sind, sollten Sie sogar bis zu 70 ml pro Kilogramm Körpergewicht zu sich nehmen. Wieder unser Beispiel:

Mann: 100 kg x 70 ml = 7000 ml = 7 Liter pro Tag
Frau: 60 kg x 70 ml = 4200 ml = 4,2 Liter pro Tag

„Meine, ich wiederhole: *meine* Empfehlung für die optimale Flüssigkeitszufuhr liegt an normalen Tagen bei 50 bis 60 ml pro Kilogramm Körpergewicht."

Möchten Sie wissen, warum ich Ihnen so viel empfehle? Es ist eine sehr einfache Rechnung. Das Organ, das zuerst und am meisten Flüssigkeit bekommt, ist die Lunge. Warum? Weil wir jeden Tag über die Atmung mindestens 500 ml Flüssigkeit nur über das Atmen verlieren. Machen Sie die Probe: Stellen Sie sich ganz nah an eine Fensterscheibe oder Ihren Badezimmerspiegel und atmen Sie dagegen. Was passiert? Die Scheibe beschlägt, und Sie können mit den Fingern den „Nebel" verteilen, der nichts anderes ist als Flüssigkeit. Als Nächstes verlieren wir Flüssigkeit über die Haut, meist unmerklich, aber noch mal bis zu einem halben Liter, gerade nachts. Das liegt einfach daran, dass der Körper Flüssigkeit zur Regulation der Körpertemperatur braucht. Auch unsere Verdauung braucht Flüssigkeit, damit die

Ausscheidung gut funktioniert. Und vergessen Sie bitte nicht, dass wir hier noch nicht über das Auffüllen von leeren Flüssigkeitsspeichern, die wir beispielsweise gegen Cellulite und Falten füllen müssen, gesprochen haben, geschweige denn vom Ausschwemmen von freien Radikalen oder der Bewegung, die gleich noch im praktischen Teil des Buches auf Sie zukommt.

Wenn wir jetzt alles zusammenrechnen, dann kommen wir auf meine empfohlene Mindestmenge. Ihr ganzer Körper wird sich in kürzester Zeit wesentlich besser anfühlen, Sie werden fitter, straffer, elastischer und belastbarer.

Ich möchte Ihnen hier noch mal darstellen, was alles zusammenkommt:

- mindestens ca. 500 ml für die Atmung, bei Sprechberufen eher mehr
- mindestens ca. 500 ml für die Verdauung, bei einseitiger Ernährung eher mehr
- mindestens ca. 500 ml für die Haut, an warmen Tagen eher mehr
- mindestens 2000 ml für gesunden Urin
- ca. 1000 ml extra für bewegte oder stressige Tage
- ca. 500 ml extra für warme Tage

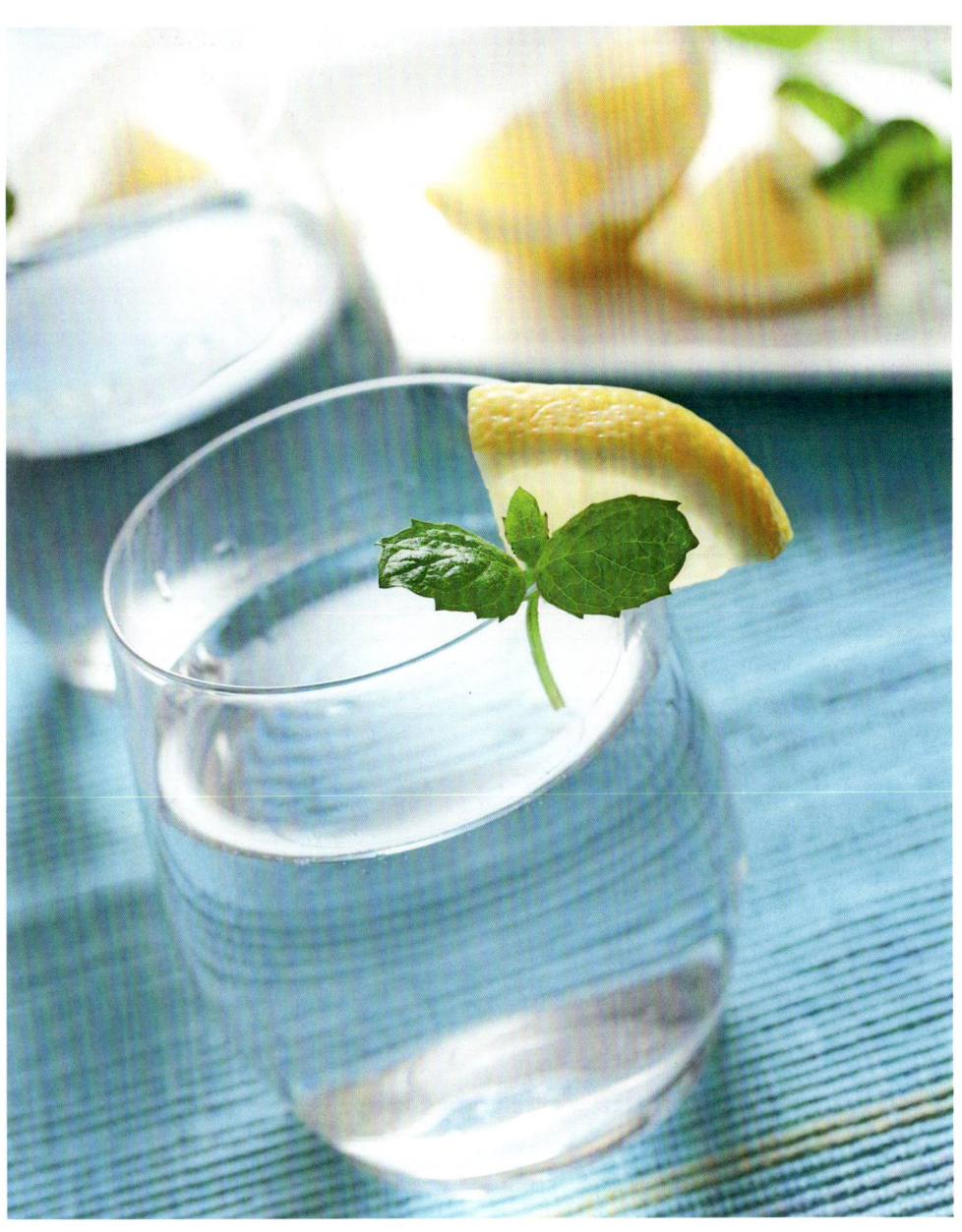

Wir haben nun die Menge geklärt, aber noch nicht das „Was". Sie sollten auf keinen Fall „leeres" Wasser trinken. Damit meine ich Leitungswasser oder billiges Mineralwasser, weil damit unter Umständen wertvolle Mineralstoffe aus dem Körper geschwemmt werden. Kommen wir deshalb wieder zu dem Begriff „isotonisch" zurück. Unser Körper besteht zu über 70 Prozent aus Wasser, aber eben nicht aus Leitungswasser, sondern aus einem Elektrolytgemisch. Trinken wir eine unserem Körperwasser ähnliche Substanz, also eine isotonische, tun wir unserer Gesundheit gut damit.

Die meisten Mineralwässer sind inzwischen natriumarm. Empfehlen kann ich Ihnen jedoch Heilwässer. Wenn Sie kein Wasser kaufen möchten, dann können Sie gern auch Leitungswasser trinken, aber Sie sollten pro Liter eine gute Prise Meersalz oder Kristallsalz hinzufügen. Ich persönlich bevorzuge ein Himalaya-Kristallsalz, aber wenn ich unterwegs bin, greife ich auch mal zum Salzstreuer auf dem Restauranttisch. Übrigens: Kohlensäure ist nicht sauer und übersäuert den Körper nicht, sie schadet also nicht, denn sie hat einen pH-Wert, der dem unseren Körpers fast gleich ist. Und noch etwas: Bier wird oft als isotonisch verkauft. Das hat aber nichts mit dem Mineralgehalt zu tun, sondern mit dem Zuckergehalt. Denken Sie also bitte nicht, dass Sie Ihren Mineralhaushalt mit Bier statt mit Wasser auffüllen können. Es ist schon richtig, dass Bier durch den Hopfen und die Gerste Mineralstoffe enthält, es stellt durch den Alkohol aber trotzdem keine gute Elektrolytquelle dar. Die Nachteile überwiegen hier sehr die Vorteile.

Müdigkeit, Abgeschlagenheit und Kopfschmerzen können ein Zeichen von Salzmangel sein. Gerade nach der Mittagspause, wenn das sogenannte Mittagsloch kommt, fehlt oft Salz. Machen Sie den Test und trinken Sie ein großes Glas Wasser mit einer guten Prise Salz und schauen Sie, was geschieht, für den Geschmack gern auch mit einer frisch ausgepressten Zitrone drin. Sie werden überrascht sein!

„Ein großes Glas Wasser mit einer guten Prise Salz und Sie erwachen mit neuer Energie. Versprochen! Es wirkt! Besser als Kaffee!"

„Leeres" Wasser schwemmt Nähr- und Mineralstoffe aus, die der Körper dann wieder aus seinen Speichern auffüllen muss: Er zieht die Nährstoffe aus den Zellen. Isotonisches Wasser hingegen sorgt dafür, dass Ihre Speicher nicht angegriffen werden und Sie sie in Ruhe mit den richtigen Stoffen weiter auffüllen können.

Unelastische Gefäße und dickes Blut sorgen bei den meisten Menschen für Bluthochdruck. Es kann an Flüssigkeits- und

Nährstoffmangel liegen, dass die Gefäße einsteifen und ihre Elastizität verlieren, was, kombiniert mit zu dickem Blut, zu Bluthochdruck führen kann. Durch das richtige Trinken wird das Blut wieder dünner, und das Blutvolumen nimmt zu. Deshalb muss man anfangs etwas vorsichtiger mit dem Trinken sein. Denn wenn der Körper auf einmal eine Flüssigkeit bekommt, die ihm „gefällt", weil sie seiner eigenen Flüssigkeit sehr ähnlich ist, nimmt er sie auf und verwendet sie zum Beispiel, um mehr Blut zu bilden. Hört sich erst mal nicht schlimm an, aber für jemanden, der es nicht gewohnt ist, ist es alles andere als angenehm, wenn die Blutmenge im Körper zu schnell ansteigt, die Gefäße aber noch nicht die gewünschte Elastizität besitzen, um sich genügend auszudehnen.

Daher: Steigern Sie nicht sofort auf die empfohlene Trinkmenge und auch nicht direkt auf die empfohlene Salzmenge. Ihr Körper ist noch nicht so weit. Er braucht Zeit. Sie müssen nicht alles, was Sie in den letzten Jahren versäumt haben, innerhalb eines Tages nachholen. Geben Sie sich und Ihrem Körper Zeit, auch wenn es einen Monat dauert, bis Sie bei der von mir empfohlenen Trinkmenge angekommen sind. Im Online-Coaching finden Sie ein Video zum Thema Wasser und Salz, das Ihnen die Zusammenhänge noch einmal verdeutlicht.

Mein Tipp für den Anfang: Lauwarmes Wasser am Morgen mit einer frisch ausgepressten Bio-Zitrone und einer Prise Salz ist der Wachmacher schlechthin. Zudem wirkt die Zitrone basisch und hilft dem Körper bei der Regulierung des Säure-Basen-Haushalts. Einfach versuchen!

Ein Wort zuletzt

Ich kann Ihnen nur Ratschläge geben, Empfehlungen aussprechen und Vorschläge unterbreiten. Was Sie davon umsetzen, bleibt Ihnen überlassen. Leider haben viele Dinge, die ich Ihnen empfehle, erst eine Spätwirkung, das bedeutet, Sie nehmen sie und merken erst mal nicht viel. Meist bleibt eine direkte, wahrnehmbare Wirkung auch aus, weil vieles im Inneren wirkt. Aber auf die Dauer und das Alter gesehen, helfen die Nahrungsergänzungsstoffe, Schäden fernzuhalten und die Gesundheit zu stärken und zu schützen. Lassen Sie nichts weg! Sie brauchen alles aus unserem Kartenhaus. Fehlt eine Karte in Ihrem Kartenhaus, kann es nicht vollständig stabil stehen, und es werden immer wieder Dysbalancen und Fehlstände entstehen.

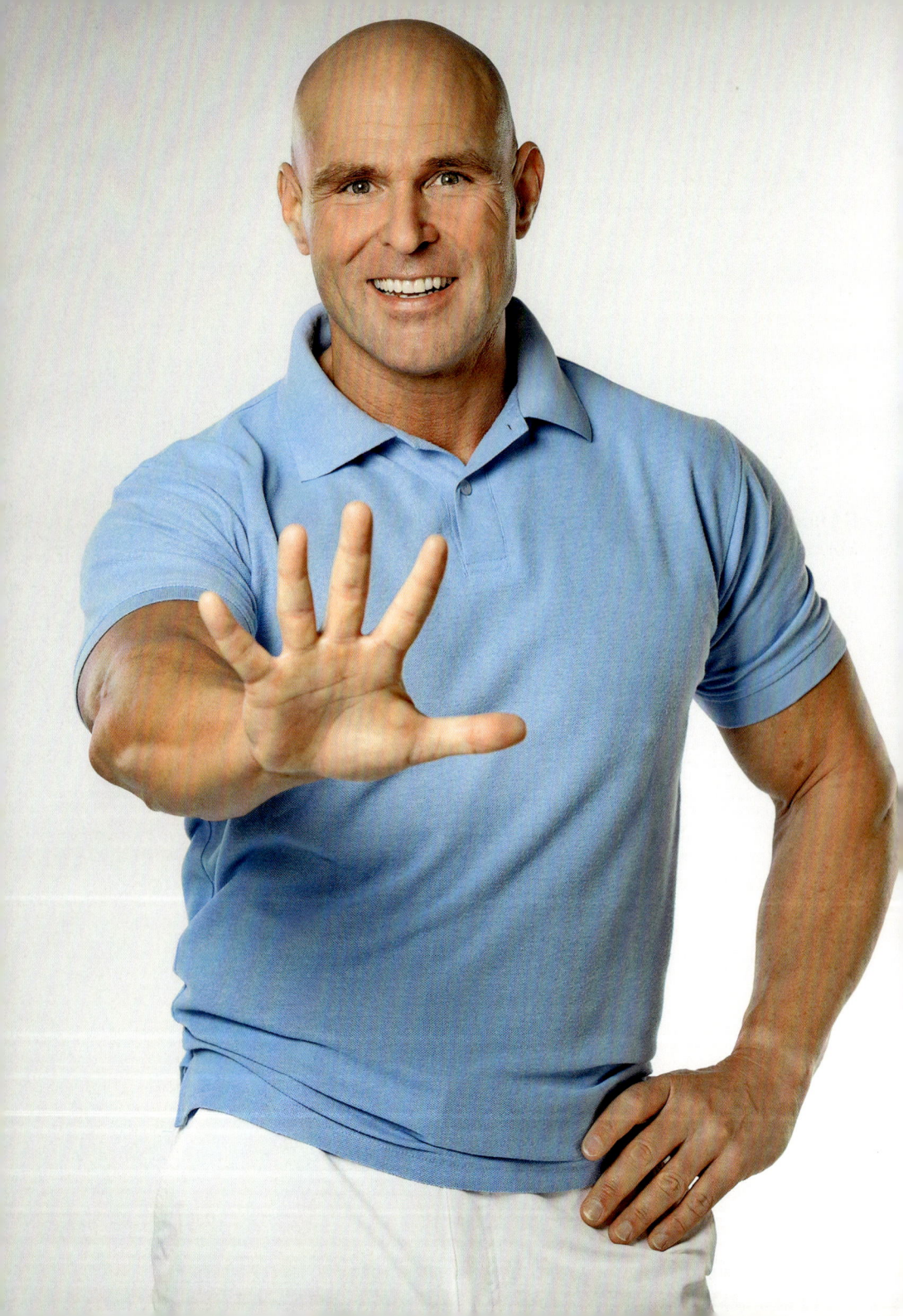

JETZT SIND SIE DRAN!

In zwei Schritten geht es nun zum praktischen Teil. Nach einem Detox-Programm erfahren Sie die Wirkung des 5-Minuten-Body-Anti-Aging am eigenen Körper. Je fünf Minuten am Tag reichen, um leistungsfähiger, fitter, gesünder und glücklicher zu werden. Sie dürfen gespannt sein auf vier Wochen mit gezielten Übungen, die Ihr Leben verändern werden.

Gesundheit ist gewiss nicht alles, aber ohne Gesundheit ist alles nichts.
Arthur Schopenhauer, deutscher Philosoph, 1788–1860

Schritt 1 – Reset und Detoxen

Ich habe Ihnen auf den vorangegangenen Seiten sehr viel über Ihren Körper erzählt und viele Zusammenhänge dargestellt. Ziemlich am Anfang hatte ich geschrieben, dass wir den Körper entgiften sollten, aber richtig. „Detox" und „Fasten" ist in aller Munde und wird von vielen Experten empfohlen, ebenso von mir – nur möchte ich Sie darauf hinweisen, dass wir es ein wenig anders tun.

Wenn Sie noch nie gefastet oder gedetoxt haben, dann ist Ihr Körper „vollgemüllt" mit allem, was Sie in Ihrem Leben zu sich geführt und nicht „entsorgt" haben. Ihre Leber, das große Stoffwechselorgan, ist vermutlich überlastet und „zu". Eine Grundreinigung tut ihr einfach mal gut. Anschließend läuft sie wieder auf Hochtouren und hilft, den gesamten Organismus wieder auf Volldampf hochzufahren. Die Leber entfetten und entgiften heißt das Zauberwort. Wenn Sie es machen möchten, wählen Sie einen Zeitraum, in dem Sie nicht außergewöhnlich angespannt sind und eher Zeit haben. Urlaub eignet sich am besten für so ein Vorhaben.

Die Leber vom Zucker befreien

Unser Körper kann Kohlenhydrate auf zweierlei Arten verwerten. Bevor er sie speichert, wäre es toll, wenn er sie direkt zur Energiegewinnung verwenden und verbrennen würde, deshalb kann ich die klare Empfehlung aussprechen: Essen Sie am besten nur Kohlenhydrate, wenn Sie sie auch „wegbewegen". Kohlenhydrate essen und danach auf der Couch ein Nickerchen machen ist das Schlimmste, was Sie tun können, denn das macht definitiv direkt dick. Wenn sie nicht sofort verbraucht werden, kann der Körper zwar die Kohlenhydrate in den Muskeln speichern, bis die Muskeln wieder aktiv werden. Aber: Wenig Muskeln – wenig Speicher, und die Speicher sind schnell voll, wenn man viel Kohlenhydrate isst. Also speichert der Körper den Zucker in der Leber, neben den Muskeln das Zuckerspeicherorgan Nummer eins. Die Leber funktioniert nicht mehr wirklich gut, wenn man sie als Zuckerspeicher nutzt. Sie verfettet, und das bekommt ihr nicht gut. Deshalb müssen wir die Leber von Zucker befreien und „entfetten".

Das bedeutet, wir reinigen die Stoffwechselorgane des Körpers: Leber, Niere und Darm. Das machen wir, indem wir für mindestens sieben Tage die Kohlenhydrate komplett weglassen. Keine Kohlenhydrate, keinen Zucker, keine Milch, kein

Brot, kein Reis, keine Nudeln, kein Obst, keine Schokolade, keine Chips. Sehen Sie es als eine Art Entziehungskur, aber trösten Sie sich: Nach den ersten drei Tagen wird es besser und es stellt sich eine Art Euphorie ein, die zweite Hälfte läuft dann von selbst. Wer möchte, kann die Entgiftung auch zwei Wochen machen. Mehr würde ich persönlich auf keinen Fall machen, denn wir schaden damit dem Stoffwechsel.

„Keine Kohlenhydrate – hört sich nicht nur schlimm an, ist es auch. Die ersten drei Tage sind die reinste Hölle, denn Ihr Gehirn verlangt danach."

Was aber noch mit Ihnen geschieht, ist, dass wir die Zuckerspeicher in den Muskeln leer machen. Wir befreien nicht nur unsere Leber von Fett und Zucker, sondern wir leeren auch unsere Glykogenspeicher im Körper. Dadurch sorgen wir für einen extremen Fettverbrennungsschub des Körpers. Er hat nun keine Zucker mehr, die er verbrennen kann, und muss nun an seine Fettreserven gehen. Also an unser ungeliebtes Depotfett. Das ist ein toller und sehr wünschenswerter Effekt dieser Detox-Woche: Sie verlieren viel lästiges Körperfett.

Wie gehen Sie vor?

• Sorgen Sie dafür, dass sämtliche Kohlenhydrate Ihr Haus verlassen. Glauben Sie mir, nach zwei Tagen nagen Sie an einer Scheibe Knäckebrot, die schon vier Jahre im Schrank lagert. Deshalb bereiten Sie sich gut auf diese Zeit vor.

• Wasservorräte anschaffen. Sie brauchen mindestens 4 Liter Wasser pro Tag mit einem guten Kristallsalz. 6 bis 7 Liter pro Tag wären schon richtig gut. In jeden Liter Wasser geben Sie eine gute Prise Salz. Denken Sie dran, das ist sehr wichtig! Versuchen Sie an stress- und anstrengungsfreien Tagen auf 50 bis 60 ml Wasser pro Kilogramm Körpergewicht zu kommen, an anderen Tagen auf ca. 70 ml.

• Besorgen Sie sich bitte alle Nährstoffe (siehe Tabelle). Das ist der große Unterschied zum Heilfasten oder Leberfasten. Viel Wasser im Haus und viele Nährstoffe. Sie werden sehen: Geben Sie ihm alle Nährstoffe bis auf die Kohlenhydrate, reinigt der Körper sich extrem schnell, wir machen aus ihm den Hochofen, den wir brauchen, und er wird zu neuem Leben erwachen. Versuchen Sie, alle Nährstoffe über den Tag zu verteilen. Insbesondere, wenn Sie nichts essen.

• Bereiten Sie sich mental auf eine harte Zeit vor und freunden Sie sich mit klaren Gemüsesuppen an. Ich verzichte in solchen Zeiten komplett auf feste Nahrung und versuche mich mit Gemüsebrühe ohne Einlage. Die Gemüsebrühe gut gesalzen und mit reichlich Geschmack. Sie werden sehen, es geht.

- Verzichten Sie vollständig auf Milch und Milchprodukte. Milch und insbesondere das Milchprotein Casein, ist ein Kleber-Eiweiß, das die Darmwände verkleben kann.

Wenn Sie das durchziehen, haben Sie es geschafft. Trinken Sie immer, wenn Sie Hunger verspüren. Nehmen Sie Ihre Nährstoffe und essen Sie klare Gemüsebrühe, wenn Ihnen danach ist. Reinigen Sie Ihren Körper und Ihre Organe und Sie werden sehen, Sie erwachen zu neuem Leben.

Wie geht es weiter?

Ganz normal. Essen Sie, wonach Ihnen ist. Ihr Verstand wird Sie leiten. Machen Sie sich keine großen Gedanken, Sie werden sehen, Ihr Körper ist Ihr bester Ratgeber. Sie werden keinen Hunger auf „Ungesundes" verspüren, das verspreche ich Ihnen. Ihnen ist Ihr Körper jetzt zu wertvoll, als dass Sie ihm noch Schokolade oder Ähnliches zuführen wollten. Sollten Sie Fragen haben, kein Problem: Kontaktieren Sie mich, denn dafür bin ich da. Einfach eine E-Mail an manuel@give-me-five.tv.

Achtung: Sollten Sie unter Diabetes Typ 1 oder 2 leiden, dann kontaktieren Sie bitte vorher Ihren Arzt oder Ernährungsberater.

Schritt 2 – das Training

Ernährung und Training – *that's all!* So könnte man es kurz und knapp auf den Punkt bringen. Es gibt nun für Sie keine Geheimnisse mehr. Die Zusammenhänge Ihres Körpers, Ihrer Gesundheit sollten Ihnen bewusst sein. Wir wissen ja, dass einer der Schlüsselfaktoren des Jungbleibens das Bewegen ist, deshalb widmen wir uns nun endlich ausführlich diesem Thema.

Fünf Minuten am Tag reichen

Der große Unterschied zu dem, was Sie bisher als Bewegung und Sport kennengelernt haben, besteht darin, dass wir sehr viel lachen werden, denn ich bringe Ihnen die Bewegung mit Spaß nach Hause oder wohin auch immer Sie wollen. Wie auch in meinen anderen Büchern habe ich ein besonderes Trainings- und Bewegungskonzept entwickelt, das es in fünf Minuten am Tag erlaubt, etwas für sich zu tun und fit und gesund zu werden. Wenn Sie meine anderen Bücher noch nicht kennen, fragen Sie sich nun zu Recht, ob denn fünf Minuten überhaupt etwas bringen.

Ich möchte es kurz machen: Ja, es bringt was! Allein mein 5-Minuten-Rückenprogramm wurde von der Sportmedizinischen Fakultät der Universität Frankfurt am Main einer unabhängigen Studie unterzogen. Das 8-Wochen-Programm zeigte bei allen Probanden signifikante Verbesserungen in sämtlichen Bereichen inklusive einer massiven Steigerung des allgemeinen Wohlbefindens.

Mit meinem Programm möchte ich, dass wir neue Gewohnheiten schaffen! Es macht motivationstechnisch null Sinn, Ihnen zu diesem Zweck ein langes Programm vorzuschlagen oder vorzuturnen, denn es muss schließlich in Ihren Tagesablauf integrierbar sein. Das stelle ich mit den fünf Minuten sicher. Es wird Ihre erste Hürde und gleichzeitig Aufgabe sein, sich fünf Minuten am Tag einzuräumen und das Programm dauerhaft in Ihr Leben zu integrieren. Das ist auch der Grund dafür, warum ich Sie in dem Programm über vier Wochen begleite. Es ist wissenschaftlich erwiesen, dass neue Gewohnheiten ca. vier Wochen brauchen, um fester Bestandteil des Lebens zu werden. Glauben Sie mir, es funktioniert, und Sie werden sich durch mein Programm wie neugeboren fühlen.

„Es ist unglaublich, wie viele Menschen sich durch diese Programme wie neugeboren fühlen. Ich würde mich sehr freuen, wenn auch Sie bald dazu gehören und ich Sie ab sofort dauerhaft begleiten darf und kann."

Jede Übung, die ich mit Ihnen im Programm mache, auch wenn ich in den Videos viel Quatsch veranstalte, damit die gute Laune bei all der Anstrengung nicht verloren geht, hat einen sportwissenschaftlichen und medizinischen Sinn, und egal was Sie tun, Sie können sich beim Mitmachen nicht verletzen. Ich lege größten Wert auf die Ausführbarkeit und die Durchführung der Übung und achte sehr genau darauf, was geht und was nicht.

Das ist das Besondere an diesem Buch und an diesem Programm: Ich trainiere tatsächlich mit Ihnen. Wenn Sie das in Anspruch nehmen möchten, dann haben Sie zwei Möglichkeiten und können beide Möglichkeiten kostenlos nutzen. Erstens: Sie können sich kostenlos auf dem Online-Portal der Seite www.give-me-five.tv anmelden, und das Programm leitet Sie mit mir durch Ihr Video-Training. Oder zweitens: Sie installieren die kostenlose App aus dem App-Store und lassen sich von mir durch die App trainieren. Ich kann Ihnen beides empfehlen, es geht auch beides gleichzeitig. In den Appstores finden Sie die App am einfachsten, wenn Sie meinen Namen: Manuel Eckardt eingeben. Dann erscheinen alle kostenlosen Apps von mir.

„Richten Sie sich direkt Ihren Online-Zugang ein, falls Sie es noch nicht getan haben!"

Ein weiteres Highlight dieses Buches bzw. dieses Programms ist, dass ich Ihnen dauerhaft und ständig als Betreuer, Berater und Coach zur Verfügung stehe. Sie können mich jederzeit anschreiben und auch zu bestimmten Zeiten live mit mir chatten. Ihre Fragen nehme ich immer ernst und antworte umgehend persönlich. Wenn Sie eine Mail mit meinem Absender erhalten, dann habe ich die selbst geschrieben.

So sind Sie gut vorbereitet

Das Einzige, worauf Sie achten sollten, ist, dass es Ihnen gut geht und Sie sich mit dem Programm nicht stressen. Sollte mal eine Übung nicht klappen oder nicht ganz Ihr Fall sein, einfach die vorherige Übung wiederholen und weitermachen. Nicht ärgern, wenn was noch nicht klappt! Das kommt mit der Zeit.

„Im Online-Coaching und in der App achte ich sehr genau auf Sie. Ich sage Ihnen immer, worauf es ankommt und was Sie spüren sollten."

Ich habe das Programm so konzipiert, dass es sich von Woche zu Woche in der Intensität steigert. Sie werden sehen, Sie kommen mit der Zeit immer schneller rein

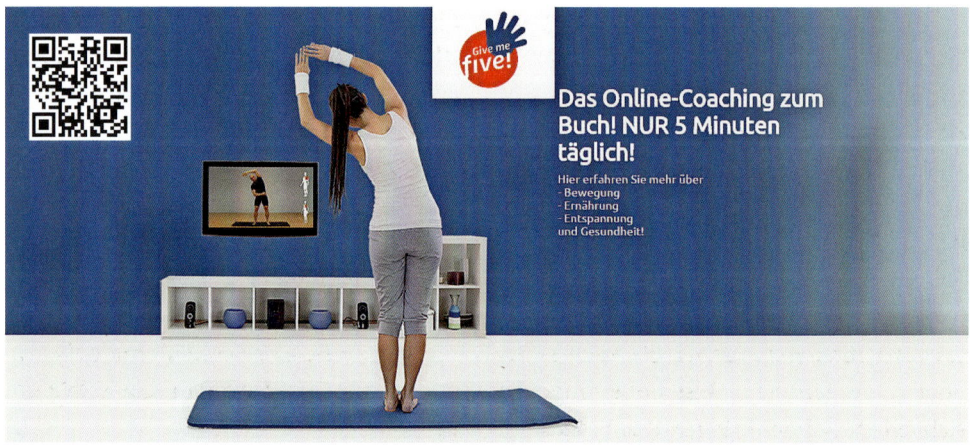

Die Website give-me-five.tv wurde speziell und passgenau für das „5-Minuten-Training" entwickelt.

und immer schneller mit und werden überrascht sein, wie fit Sie schon in vier Wochen sind. Nur noch mal zur Vertiefung: Es geht mir nicht darum, dass Sie in vier Wochen 50 Liegestütze können. Es geht mir darum, dass wir in vier Wochen ein neues Verhaltensmuster in Sie hineinprogrammiert haben und Bewegung dauerhaft in Ihr Leben gehört. Sie sollen spüren, wie sich Ihr Körper verändert und wie gut Ihnen Bewegung tut.

Das Bewegungsprogramm ist für Männer und Frauen gleich. Es ist für jeden Altersabschnitt geeignet. Es gibt keine Ausnahmen. Es ist auch egal, ob Sie körperlich eingeschränkt sind. Ich mache mit Ihnen Übungen, die Sie auch mit künstlicher Hüfte oder künstlichem Knie sowie problematischer Wirbelsäule machen können. Sie werden sehen, dass es funktioniert.

Die Übungen im Buch dauern immer genau fünf Minuten. Im Online-Coaching, also den Videos, gibt es immer viel zu erklären und hier und da auch noch nützliche Tipps, deshalb dauern die Videos manchmal etwas länger als fünf Minuten. Also meine Bitte: Nageln Sie mich bei den Videos nicht sekundengenau auf fünf Minuten fest. Ich versuche mein Bestes, aber manchmal gehen sie auch sechs oder sieben Minuten. Deshalb nehmen Sie sich ein bisschen Zeit für die Videos. Es lohnt sich.

Wichtig: Trinken Sie ausreichend vor und nach dem Training. Versuchen Sie in der Stunde, bevor Sie sich bewegen, ca. einen halben bis einen Liter Wasser mit einer Prise Salz zu trinken. Das ist für das Training superwichtig, denn zum einen stabilisiert es den Kreislauf, zum anderen schmiert es den Körper und füllt die trainierenden Muskelzellen mit Flüssigkeit. Das Blut wird dünner und kann mehr und schneller Sauerstoff transportieren. Das gilt übrigens nicht nur für unser Training hier: Sollten Sie einen aktiven Tag planen, dann trinken Sie vor der Aktivität ausreichend Flüssigkeit, dann fällt Ihnen alles leichter.

Auch die Eiweißaufnahme nach dem Sport ist extrem wichtig. Nur mit Bewegung allein geht es nicht. Das heißt, wir können so viel trainieren wie wir wollen – wenn wir dem Körper keine Bausteine geben, dann wird er keine Muskeln aufbauen und auch keine erhalten. Außerdem sollten Sie daran denken, dass es nach sportlicher Aktivität ein Zeitfenster gibt: Etwa 20 bis 30 Minuten nach dem Training ist der Körper am besten bereit, Eiweiß aufzunehmen. Es bietet sich also an, eine große Portion Eiweiß nach dem Training zu sich zu nehmen, um sicherzustellen, dass wir definitiv mehr Erfolg damit haben.

Ich möchte Sie jetzt noch kurz darauf hinweisen, dass ich Sie leider doch ab und zu ein wenig quälen muss. Also: Nicht gleich aufhören, wenn es mal an einer Stelle brennt oder zieht. Muskeln brauchen Herausforderungen! Nur so bleiben sie erhalten. Stellen wir den Muskeln keine neuen Aufgaben, verlieren wir sie. Ich kann Ihnen nicht versprechen, dass Sie ohne Muskelkater aus der Nummer rauskommen, wenn Sie lange nichts für sich getan haben. Das Ziel ist es, dass wir die Muskeln so reizen, dass wir sie aufbauen und länger etwas davon haben. Wenn Sie Muskelkater bekommen, ist das nicht weiter schlimm. Genießen Sie ihn, er wird von Mal zu Mal weniger, und Sie dürfen das gute Gefühl haben, etwas für sich getan zu haben.

Wir müssen täglich etwas für uns tun. Nicht nur, damit sich das neue Verhaltens- bzw. Bewegungsmuster festigt, sondern damit der Körper jeden Tag von Ihnen die Information bekommt, dass er gebraucht wird. Gleichzeitig wissen wir aus dem Kapitel über Hormone, dass Adrenalin und Endorphine durch Bewegung ausgeschüttet werden, und wir möchten schließlich jeden Tag ein bisschen glücklicher werden!

Was wird denn nun trainiert? Wir trainieren jeden Tag etwas anderes. Es ist ein sogenanntes 7-Tage-Split-Programm. Das bedeutet, wir teilen den Körper in sieben Trainingspartien auf. Jeden Tag kommt etwas anderes an die Reihe, somit hat der Körper immer ausreichend Zeit, sich zu erholen und die Muskeln wieder zu regenerieren und aufzubauen.

Wir trainieren wie folgt:
1. Tag: Brust und Bauch
2. Tag: Beine (vorderer Oberschenkel)
3. Tag: Rücken und Bizeps
4. Tag: Schultern und Trizeps
5. Tag: Bauch
6. Tag: Po und hinterer Oberschenkel
7. Tag: Entspannung

Möchten Sie jetzt vielleicht noch schnell ein Vorher-Bild von sich machen? Es lohnt sich. Wir sehen uns ja jeden Tag im Spiegel oder beim Duschen, deshalb ist es sinnvoll, den Startpunkt festzuhalten: Gesicht, Figur, nur Beine oder was auch immer Sie dokumentieren möchten. Sie müssen es niemandem zeigen, es ist nur eine Erinnerung für Sie.

WILLKOMMEN ZU IHREM TRAINING!

Schön, dass Sie mir bis hier her gefolgt sind und immer noch dabei sind. Das heißt, Sie sind interessiert, wie es weitergeht. Auch wenn Sie ab nun die Übungen und Trainings in den Trainingsvideos sehen, hören und mitmachen können, würde ich Ihnen empfehlen weiterzulesen, denn es gibt in den Übungen immer wieder Hinweise und nützliche Tipps für den Alltag. Ebenso empfehle ich Ihnen, nicht nur zu lesen, sondern sich das Online-Coaching und die Videos dazu anzuschauen, denn dort gibt es ebenfalls viele Tipps und Tricks von mir. Machen Sie einfach beides. Es wird keine verschwendete Zeit sein, das verspreche ich Ihnen!

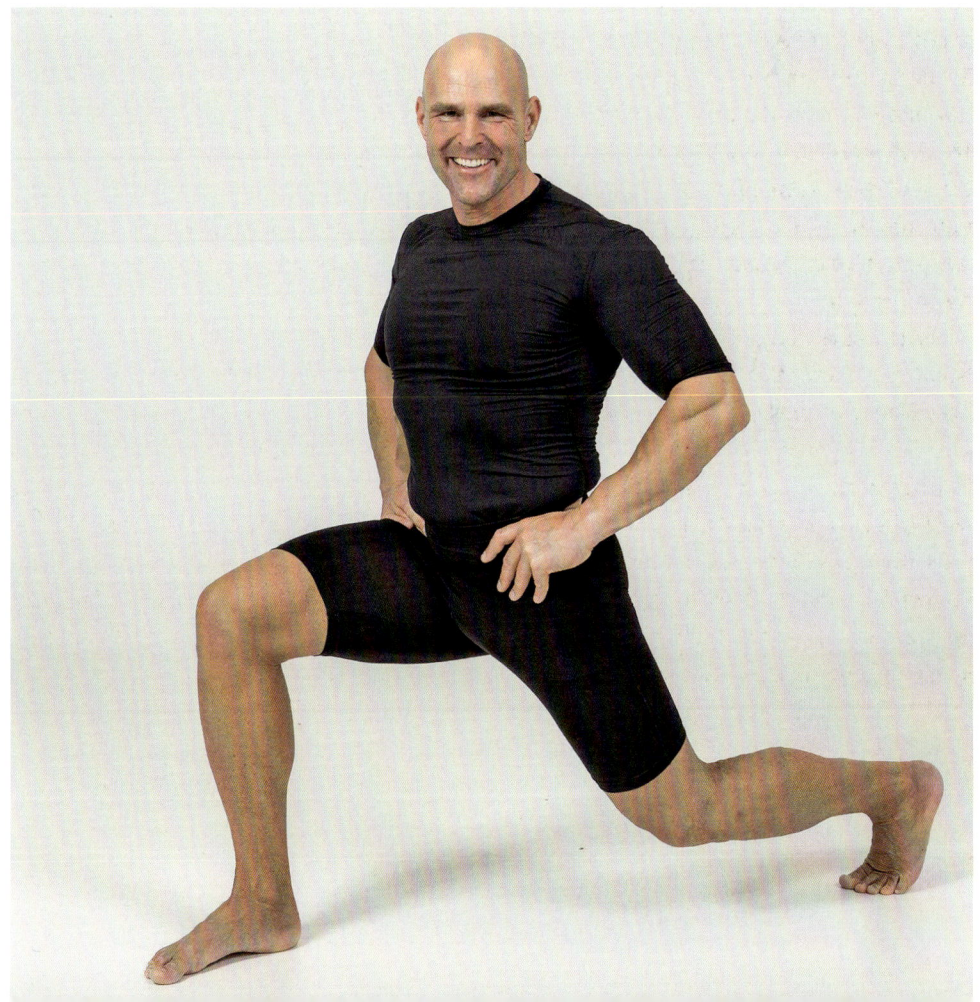

Woche 1 – Wir fangen ganz langsam an

In der ersten Woche lassen wir alles recht ruhig angehen. Wir machen fünf Übungen von jeweils einer Minute. Versuchen Sie bitte, die Minute durchzuhalten. Auch wenn es schwer ist, brauchen wir den Widerstand und die Progression, sonst funktioniert das Training nicht. Sollten Sie feststellen, dass eine Übung überhaupt nicht geht, dann lassen Sie sie weg. Sie brauchen keine Hilfsmittel, nur einen weichen Untergrund oder eine weiche Gymnastikmatte.

Woche 1 – Tag 1: Brust und Bauch

**Woche 1
Tag 1**

1. Übung, Aufwärmen: Stellen Sie sich hüftbreit auf. Lassen Sie Ihre Schultern locker nach hinten kreisen. Zusammen, gleichzeitig oder abwechselnd. Es ist nur wichtig, nach hinten zu kreisen.

2. Übung, Brust: Sie stehen, nehmen die Arme waagrecht hoch, winkeln die Arme zu einem U an und führen Sie vor dem Körper zusammen, so dass sich die Unterarme vor Ihrer Nase berühren. Öffnen und schließen Sie die Arme, eine Minute lang.

3. Übung, Brust: Strecken Sie die Arme vor sich aus und nehmen Sie sie auf Brusthöhe über Kreuz, so weit Sie können. Dann ziehen Sie sie wieder auf, und das eine Minute. Ziehen Sie die Arme ganz weit nach hinten und vorn wieder überkreuz.

4. Übung, Brust: Strecken Sie die Arme aus. Winkeln Sie sie an, so dass die Unterarme übereinander liegen. Schieben Sie nun die Unterarme so weit Sie können aneinander vorbei, bis Sie Ihre Brust spüren. Strecken Sie Ihre Brust raus und schieben Sie die Unterarme übereinander, bis die Ellenbogen übereinander stehen.

5. Übung, Bauch: Legen Sie sich auf den Rücken. Stellen Sie die Füße hüftbreit auf. Schieben Sie nun die Hände über die Knie. Heben Sie die Schulterblätter vom Boden, nicht aber den unteren Rücken. Schieben Sie sich jetzt wippend nur noch vor und nicht mehr zurück. Bleiben Sie permanent in einer Bauchspannung. Eine Minute Richtung Knie mit den Händen wippen.

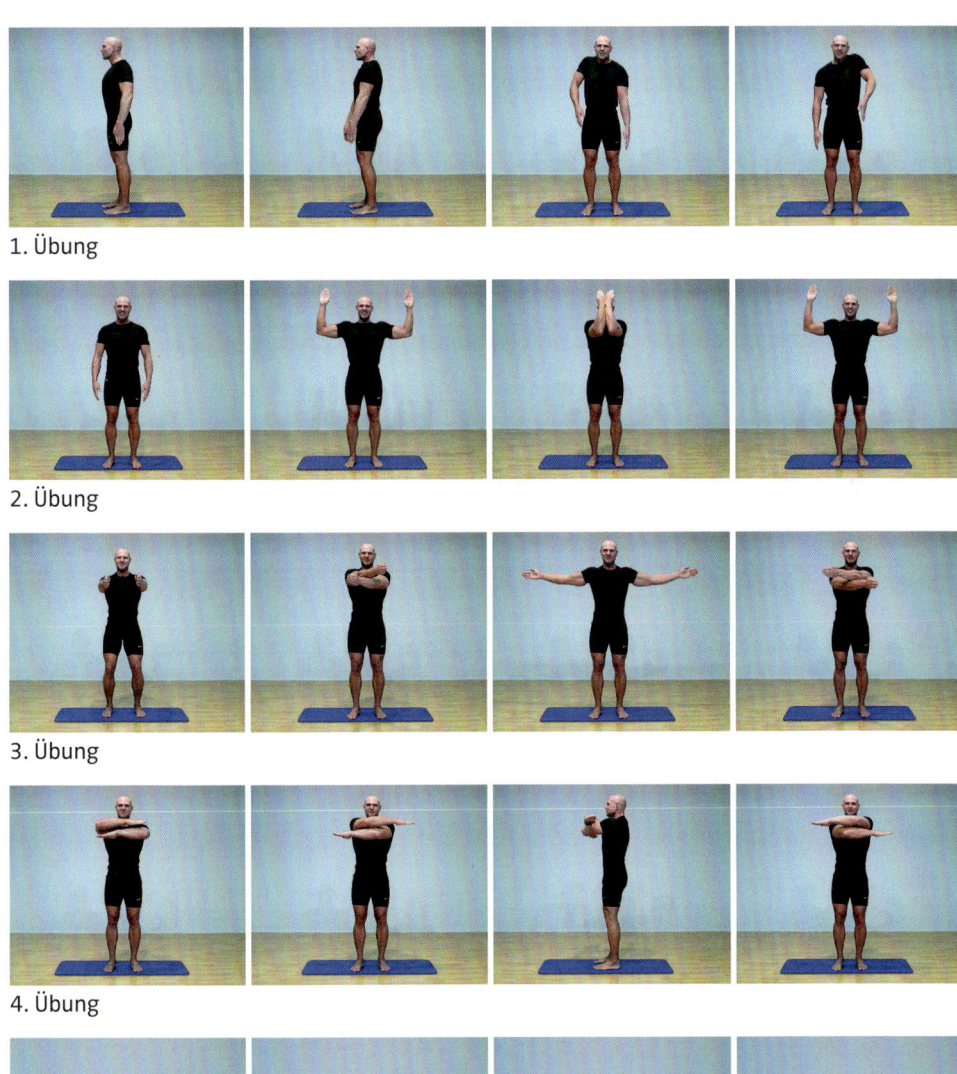

1. Übung

2. Übung

3. Übung

4. Übung

5. Übung

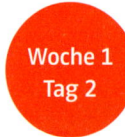

Woche 1 – Tag 2: Beine (vorderer Oberschenkel)

Wie geht's Ihnen? Schon Muskelkater? Das wäre normal, wenn Sie lange nichts für sich gemacht haben. Heute sind die Oberschenkel dran. Diese Übungen kann jeder machen, der auch Treppen steigen kann.

1. Übung, vorderer Oberschenkel: Stellen Sie sich hüftbreit und stabil auf. Nehmen Sie die Hände in die Taille und beugen Sie leicht die Knie. Schieben Sie den Po nach hinten, Rücken gerade, und starten Sie mit einer einfachen, flachen Kniebeuge. Achtung: Knie niemals über die Zehenspitzen schieben!

2. Übung, vorderer Oberschenkel: Schulterbreiter Stand. Noch mal Kniebeuge: Knie leicht beugen, Po nach hinten schieben. Rücken gerade. Gern jetzt ein bisschen tiefer.

3. Übung, vorderer Oberschenkel: Stellen Sie die Füße noch breiter auf, mehr als schulterbreit. Kneifen Sie jedesmal, wenn Sie aus der Kniebeuge nach oben kommen, den Po fest zusammen. Leichte Kniebeuge, gern tiefer, wenn Sie können.

4. Übung, vorderer Oberschenkel: Füße eng zusammenstellen, Knie zusammen. Gehen Sie in eine 45-Grad-Kniebeuge und bleiben Sie da. Spüren Sie Ihre vorderen Oberschenkel. Wippen Sie in der Spannung eine Minute.

5. Übung, vorderer Oberschenkel: Sie bleiben in der 4. Übung. Lösen Sie jetzt erst die rechte Ferse und wippen Sie auf dem linken Bein 30 Sekunden, dann lösen Sie die linke Ferse und wippen auf dem rechten Bein.

Lockern Sie sich ein bisschen aus und genießen Sie die Anstrengung. Das war definitiv nicht leicht. Ich sagte ja bereits, wir müssen, um Muskeln zu erhalten, ihnen schon eine eindeutige „Botschaft" senden. Und die heißt Anstrengung. Es muss ein Signal im Muskel ankommen, ansonsten verschwindet er.

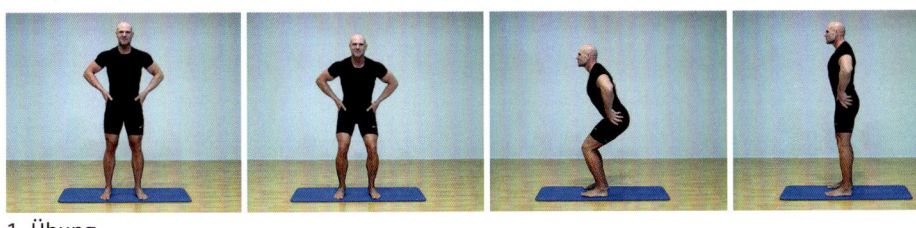

1. Übung

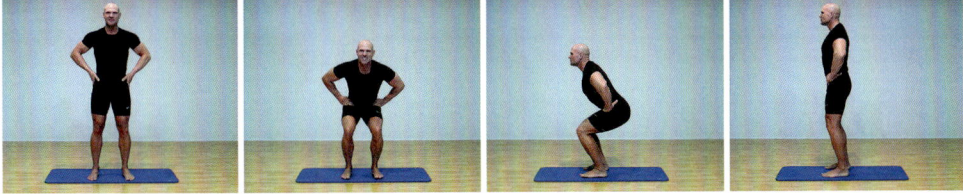

2. Übung

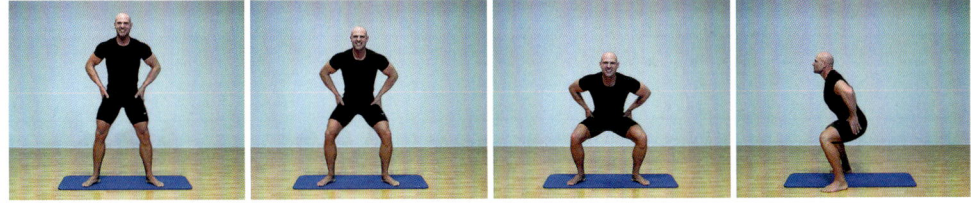

3. Übung

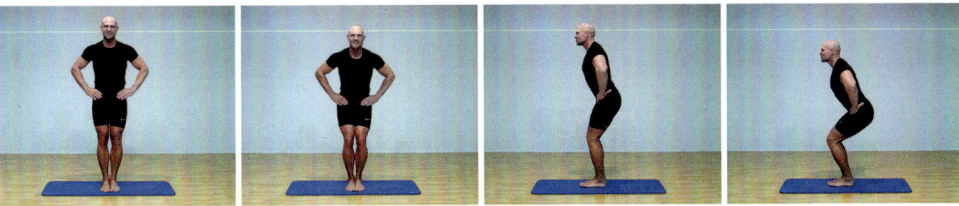

4. Übung

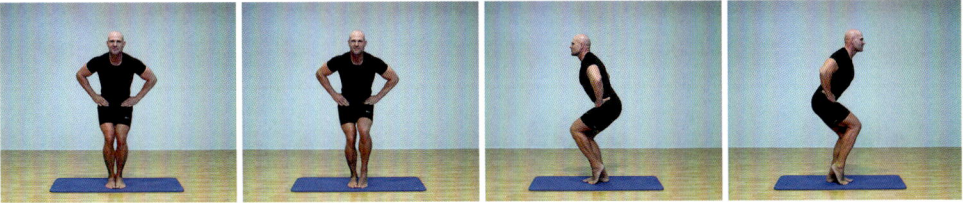

5. Übung

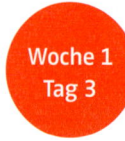

Woche 1
Tag 3

Woche 1 – Tag 3: Rücken und Bizeps

1. Übung, oberer Rücken: Stellen Sie sich hüftbreit auf. Nehmen Sie die Arme waagrecht neben sich. Ziehen Sie die ausgestreckten Arme so weit Sie können nach hinten und spannen Sie die Muskeln zwischen Ihren Schulterblättern an. Lösen und drücken Sie in die Spannung. Lösen und drücken. Eine Minute.

2. Übung, äußerer Rücken: Strecken Sie die Arme waagrecht vor sich. Ziehen Sie aus dieser Position diagonal nach hinten, so dass die Arme 45 Grad vom Körper weg stehen. Drücken Sie wieder die Schulterblätter zusammen.

3. Übung, Rücken gesamt: Ziehen Sie die Arme von der ausgestreckten Position vor Ihrem Körper senkrecht am Körper vorbei nach hinten, so weit Sie können.

4. Übung, Wirbelsäule: Stellen Sie sich breit auf, mehr als schulterbreit. Nehmen Sie die Arme an den Körper, an die Beine. Neigen Sie sich von einer Seite zur anderen und fahren Sie mit den Armen an den Oberschenkel entlang bis zu den Knien. Rechts, links, eine Minute.

5. Übung, Bizeps: Nehmen Sie die Arme an den Körper und strecken Sie sie aus und winkeln Sie sie an. Spannen Sie dabei den Bizeps an. Immer wieder volle Anspannung. Lösen und anspannen. Eine Minute.

Auslockern, ausschütteln und nachspüren. Genießen Sie die Bewegung und die Durchblutung, spüren Sie den Sauerstoff in Ihrem Blut.

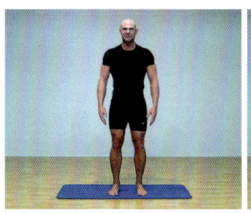 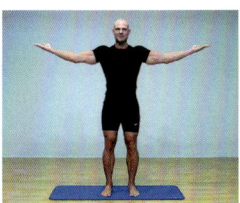 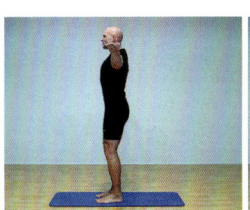 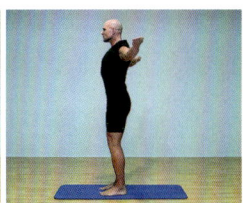

1. Übung

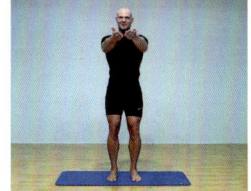 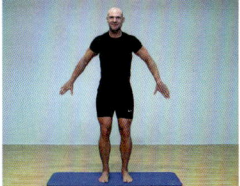 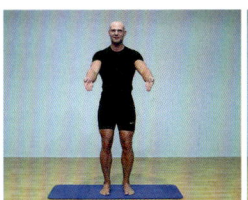 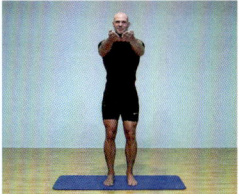

2. Übung

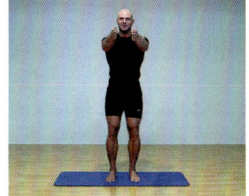 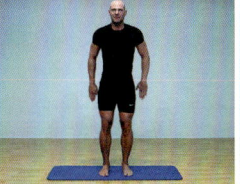 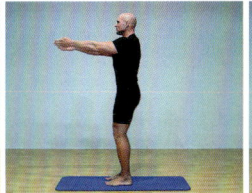 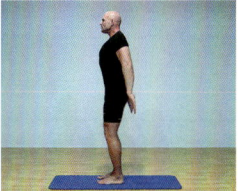

3. Übung

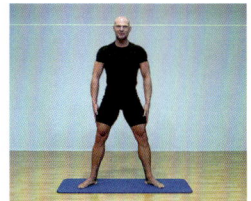 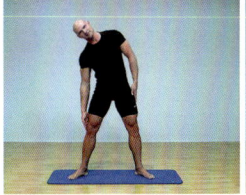 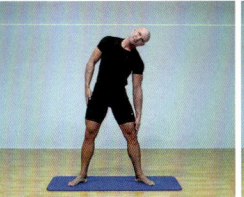 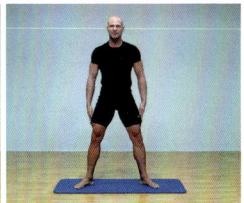

4. Übung

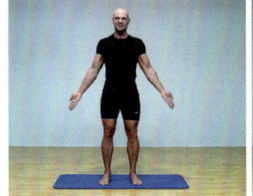 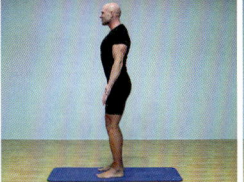 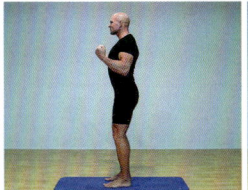 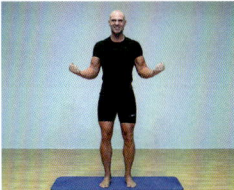

5. Übung

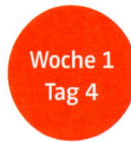

**Woche 1
Tag 4**

Woche 1 – Tag 4: Schultern und Trizeps

Heute wird es möglicherweise nicht so schön! Das liegt daran, dass die Schulter die Bewegung nicht gewohnt ist – aber keine Sorge, es wird von Mal zu Mal besser.

1. Übung, Schultern: Hüftbreiter Stand. Schultern und Arme nach hinten kreisen lassen. Abwechselnd oder gleichzeitig, wie Sie möchten.
2. Übung, Schultern: Ziehen Sie anschließend die Arme seitlich in die Waagrechte. Hoch und runter, eine Minute lang.
3. Übung, Schultern: Lassen Sie die Arme ausgestreckt waagrecht neben dem Körper schweben. Kreisen Sie mit den ausgestreckten Armen eine halbe Minute vor, eine halbe Minute zurück.
4. Übung, Schultergelenk: Arme neben den Körper nehmen. Arm rechtwinklig anklappen, so dass die Hände auf Bauchnabelhöhe nach vorn zeigen. Die Oberarme bleiben eng anliegend am Körper, die Unterarme und Hände werden nach außen weggezogen.
5. Übung, Trizeps: Gehen Sie in den Vierfüßlerstand, Hände und Arme senkrecht unter den Schultern. Beugen Sie die Arme nun Richtung Knie und legen Sie die Unterarme und Ellenbogen nach hinten ab. Kommen Sie wieder hoch und wieder tief. Eine Minute.

Diese Übungen dienen dazu, Ihre Schultern wieder zu schmieren und beweglich zu machen. Gleichzeitig arbeiten wir gegen Verspannungen.

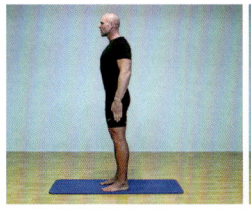 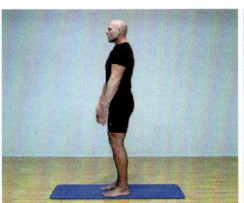 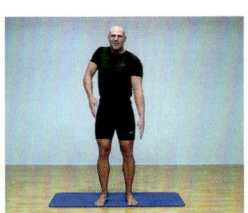 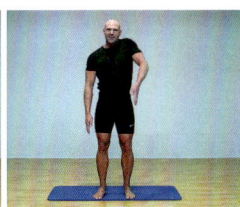

1. Übung

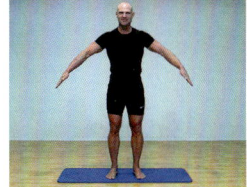 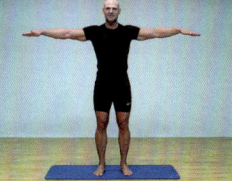 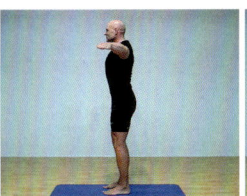 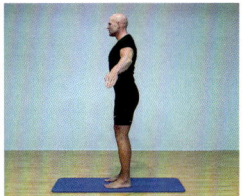

2. Übung

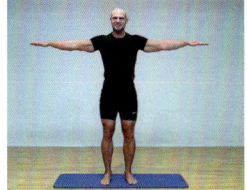 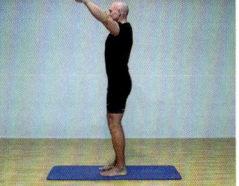 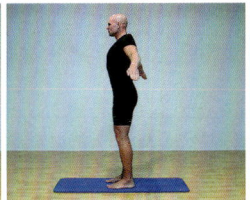 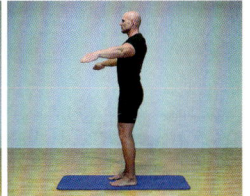

3. Übung

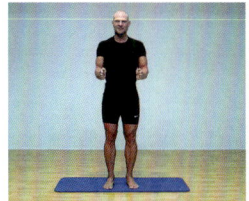 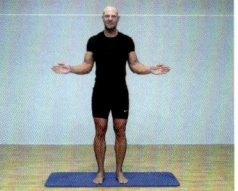 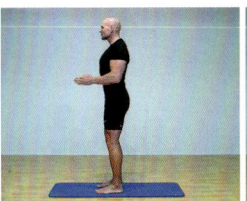 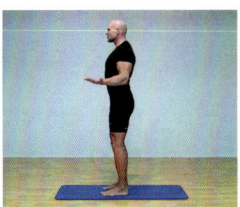

4. Übung

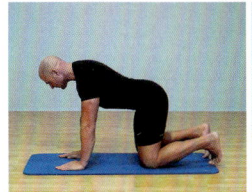 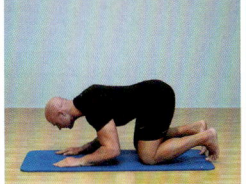 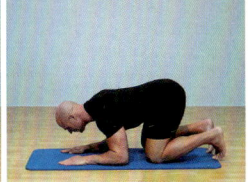 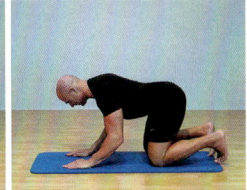

5. Übung

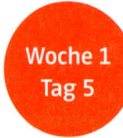

Woche 1 – Tag 5: Bauch

Heute nehmen wir uns gezielt die Körpermitte vor und quälen etwas den Bauch.

1. Übung, untere Bauchmuskeln: Legen Sie sich auf den Rücken. Stellen Sie die Füße auf. Ziehen Sie ein Knie zur Brust, Unterschenkel parallel zum Boden. Das Bein nicht ganz ausstrecken, eher mehr ranziehen, so dass der Bauch sich anspannt. 30 Sekunden rechts, 30 Sekunden links.

2. Übung, untere Bauchmuskeln: Ziehen Sie beide Beine und Knie zu sich ran. Strecken Sie die Beine nicht so weit aus, lieber mehr ran, so dass sich der Po etwas vom Boden löst. Ranziehen, wegstrecken, eine Minute.

3. Übung, seitliche Bauchmuskeln, Taille: Lassen Sie die Beine direkt oben, rechtwinklig. Überkreuzen Sie die Füße. Schieben Sie die Füße und den Po nach rechts und nach links, abwechselnd und in dem Tempo, wie Sie es können. Eine Minute und dann kurz lösen.

4. Übung, gerade Bauchmuskeln: Stellen Sie die Füße wieder auf. Nehmen Sie nun die Hände Richtung Knie und rollen Sie den Oberkörper Richtung Beine. Schieben Sie die Hände über die Knie. Lösen Sie nur die Schulterblätter, nicht den unteren Rücken! Das Ganze immer wieder auf und ab. Eine Minute.

5. Übung, seitliche Bauchmuskeln: Legen Sie sich auf eine Seite, strecken Sie sich ganz aus. Legen Sie den Kopf ab und ziehen Sie nur die Beine seitlich nach oben. 30 Sekunden auf der rechten Seite, dann wechseln Sie für 30 Sekunden auf die linke Seite.

Sie sehen, so schnell gehen fünf Minuten rum, aber was Sie auch sehen, ist, dass fünf Minuten recht anstrengend sein können. Man darf nicht vergessen, dass Bewegung ohne Pause sehr fordernd ist. Sie werden sehen, in vier Wochen geht da schon einiges mehr.

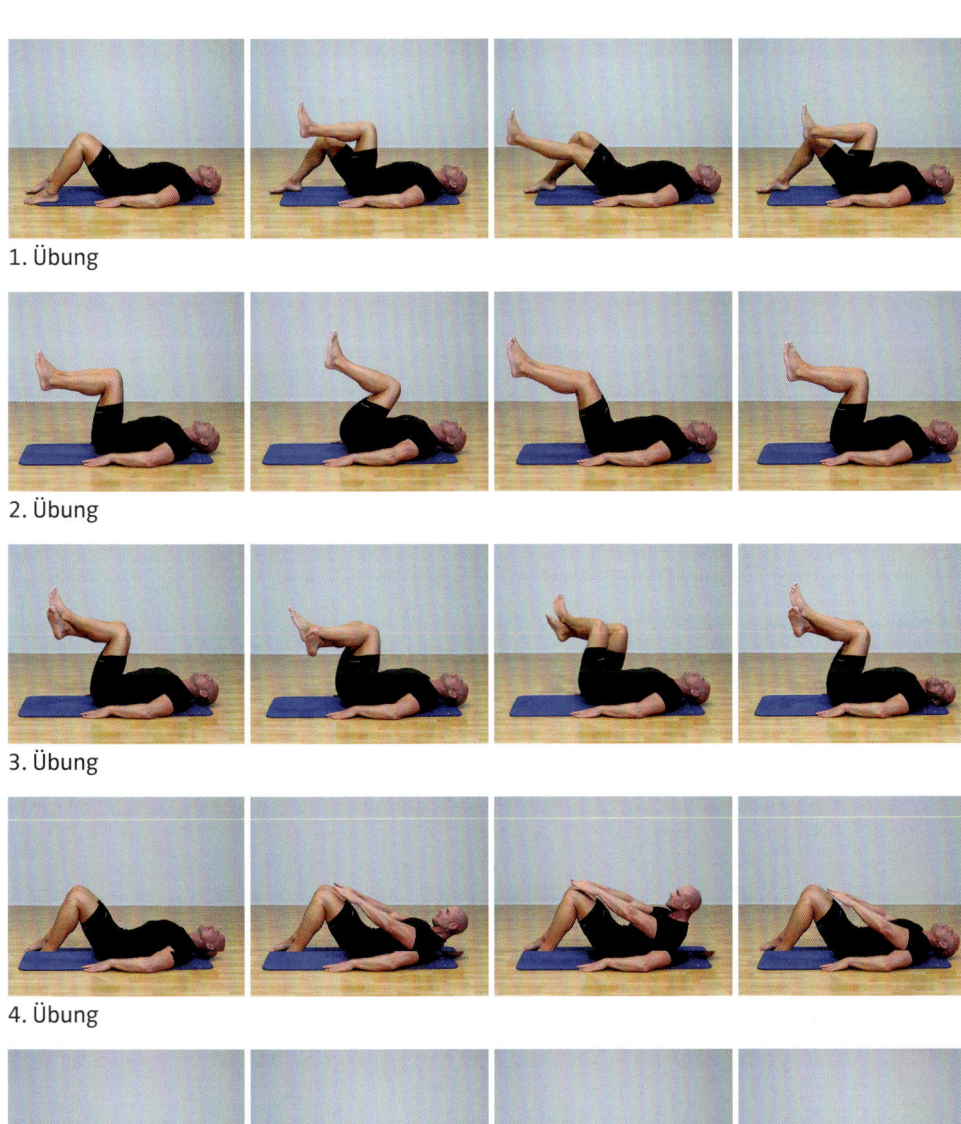

1. Übung

2. Übung

3. Übung

4. Übung

5. Übung

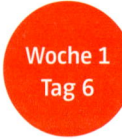

Woche 1 – Tag 6: Po und hinterer Oberschenkel

1. Übung, Po: Legen Sie sich auf den Rücken. Stellen Sie die Füße hüftbreit auf. Lösen Sie nun den Po nach oben. Heben Sie den Po so weit hoch wie Sie können. Auf und nieder, immer wieder. Eine Minute lang.

2. Übung, Po: Stellen Sie die Füße weit auseinander. Stellen Sie die Fersen auf. Führen Sie die 1. Übung noch mal in der geänderten Fußstellung aus. Spannen Sie bei jedem Hochkommen den Po sehr kräftig an. Eine Minute auf und nieder.

3. Übung, Po und unterer Rücken: Bleiben Sie in der oberen Position der 2. Übung. Spannen Sie kräftig den Po an und halten Sie die Spannung. Drücken und wippen Sie jetzt in die Spannung. Nicht mehr lösen, nur nach oben wippen und „nachspannen". Eine Minute.

4. Übung, Po und hinterer Oberschenkel: Stellen Sie die Füße weiter weg, hüftbreit. Strecken Sie die Beine fast aus, aber auch nur fast. Heben Sie wieder den Po vom Boden ab. Auf und nieder, immer wieder.

5. Übung, Po und hinterer Oberschenkel: Bleiben Sie in der oberen Position der 4. Übung. Spannen Sie den Po und den hinteren Oberschenkel. Drücken Sie kräftig nach. Spüren Sie die Spannung und wippen Sie in sie hinein. Eine Minute. Versuchen Sie, in Po und Oberschenkel ein Brennen zu erzeugen.

Wer das noch nie gemacht hat, kann sich die nächsten drei Tage bei jedem Schritt und bei jedem Auf und Ab über einen kleinen Muskelkater freuen.

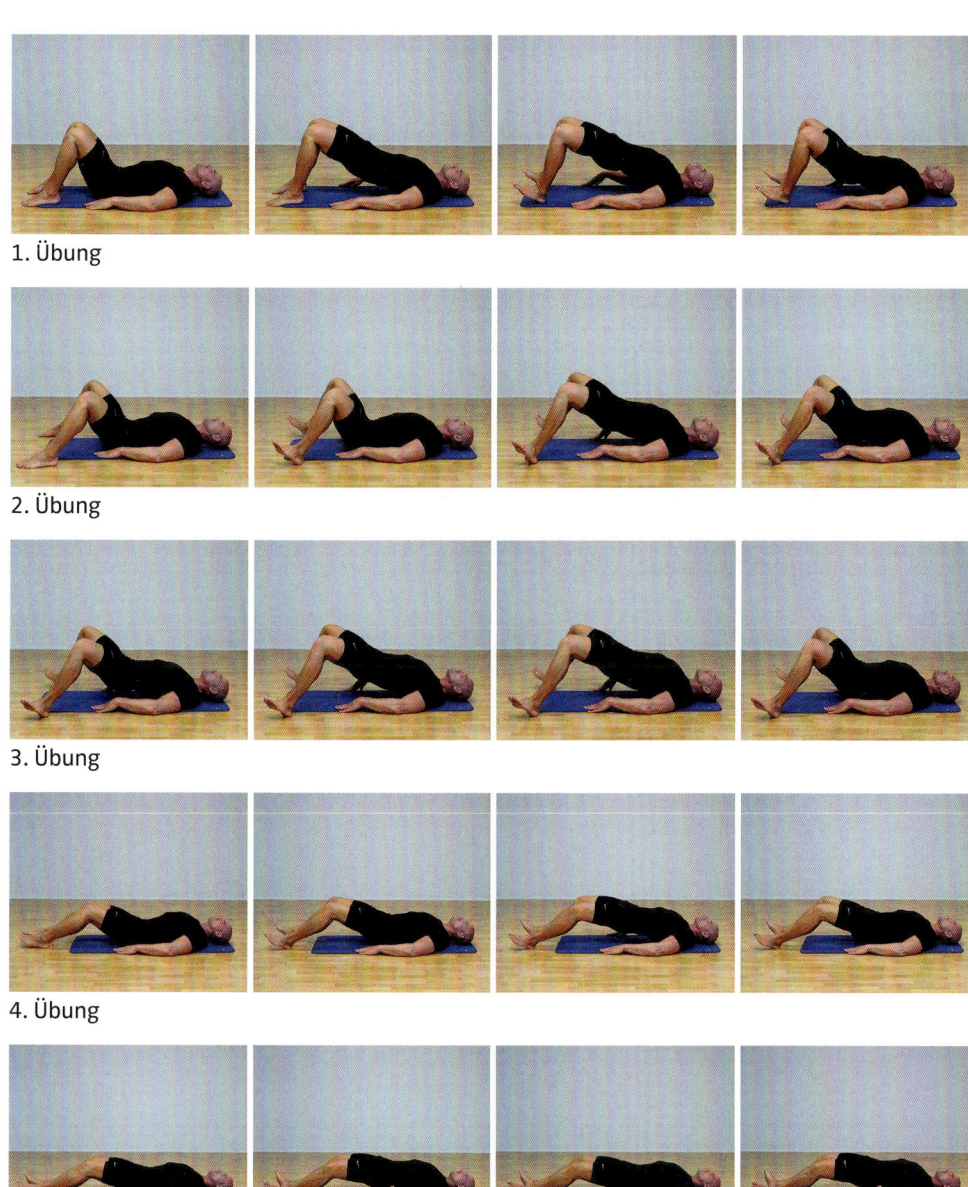

1. Übung

2. Übung

3. Übung

4. Übung

5. Übung

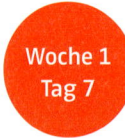

Woche 1
Tag 7

Woche 1 – Tag 7: Entspannen

Die erste Woche ist geschafft, und Sie sind immer noch bei mir – vielleicht hatten wir auch schon den ersten Kontakt. Starten wir gleich mal mit unseren entspannten heutigen fünf Minuten.

1. Übung, Brustkorb leeren: Legen Sie sich auf den Rücken. Stellen Sie die Füße auf, drücken Sie den unteren Rücken fest in die Matte. Genießen Sie die Ruhe und atmen Sie ruhig und tief ein und aus. Durch die Nase ein und durch den Mund tief aus. Zählen Sie die Sekunden des Einatmens und atmen Sie eine Sekunde länger aus, damit die Lunge sich mal so richtig entleert. Für zehn Atemzüge atmen Sie eine Sekunde länger aus als ein.

2. Übung, Hüftentspannung: Strecken Sie Ihre Beine aus und lassen Sie die Füße nach außen wegfallen. Ihre Arme liegen am Körper und die Handflächen zeigen nach oben. Sie genießen die Schwere Ihres Körpers. Lösen Sie nun erst für 15 Sekunden das rechte Bein vom Boden und dann das linke Bein. Spüren Sie die Spannung und die Entspannung und wiederholen Sie.

3. Übung, Nackenentspannung: Heben Sie den Kopf 2 cm vom Boden und lassen Sie ihn für 15 Sekunden schweben. Legen Sie ihn dann wieder ab und wiederholen Sie das nach kurzer Zeit. Genießen Sie die Spannung und Entspannung in der Hals- und Nackenmuskulatur.

4. Übung, Halsentspannung: Falten Sie die Hände hinter dem Kopf und lassen Sie den Kopf locker in den Händen. Ziehen Sie mit Hilfe der Hände das Kinn auf die Brust und genießen Sie den leichten Zug in der Nackenmuskulatur. Lösen Sie nach 30 Sekunden und wiederholen Sie diese Übung.

5. Übung, Wirbelsäulenentlastung: Ziehen Sie die Knie zu sich ran. Halten Sie sich mit den Händen in den Kniekehlen fest, ziehen Sie sich so weit zusammen wie Sie kommen und machen Sie sich rund. Ziehen Sie den Oberkörper vom Boden und machen Sie aus sich ein kleines Päckchen. Schaukeln Sie auf dem unteren Rücken ein bisschen vor und zurück und genießen Sie die leichte Massage.

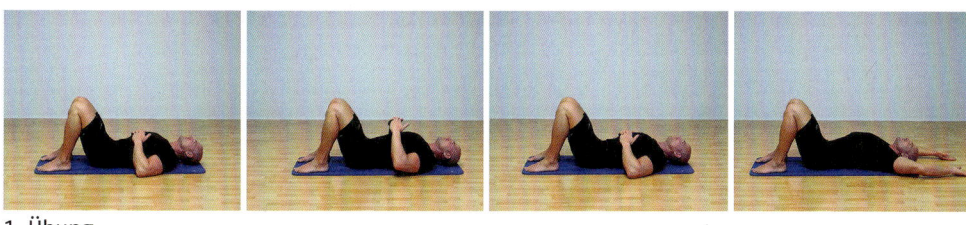

1. Übung

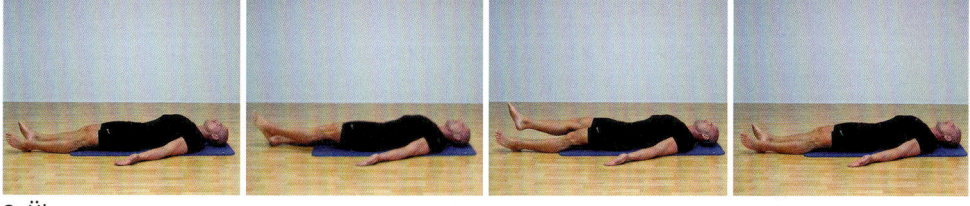

2. Übung

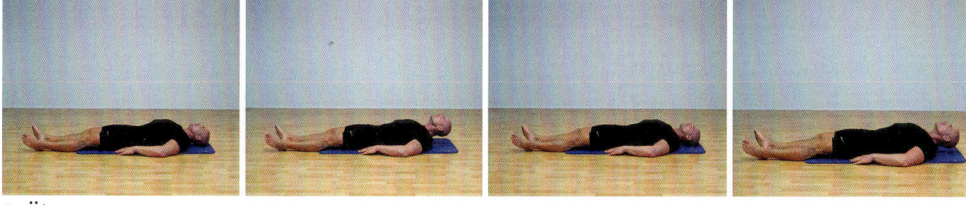

3. Übung

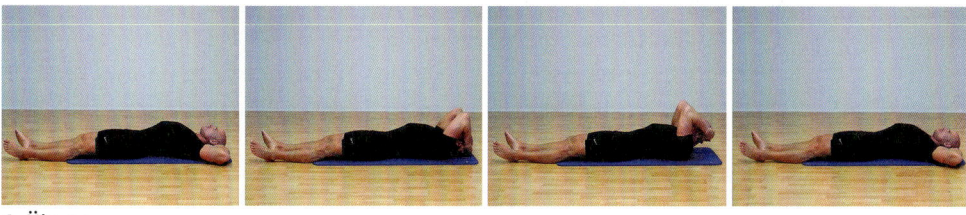

4. Übung

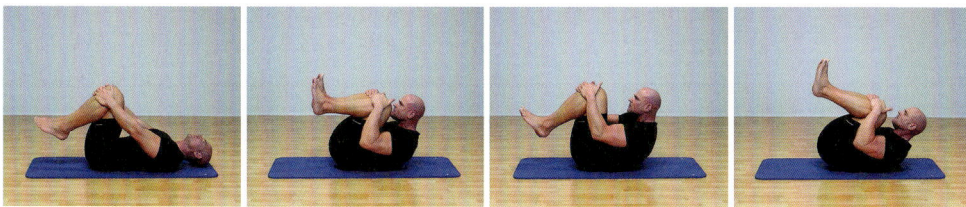

5. Übung

Woche 2 – Wir steigern ein wenig die Intensität

Keine Panik. Alles machbar! Das Besondere an diesem Programm ist, dass Sie jeden Tag etwas anderes erwartet und wir von Tag zu Tag, von Woche zu Woche neue Impulse und Reize setzen. Es soll Spaß und Abwechslung bringen.

Woche 2 – Tag 1: Brust und Bauch

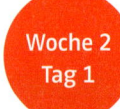

1. Übung, Brust: Knien Sie sich auf den Boden, Vierfüßlerstand. Nehmen Sie die Arme auf Brusthöhe zur Seite und stützen Sie sich darauf: kniende Liegestütz. Gehen Sie nun mit dem Oberkörper nach unten, indem die Arme seitlich gebeugt werden. Brusthöhe ist wichtig! Auf und nieder, immer wieder.

2. Übung, Brust: Bleiben Sie in der unteren Position der 1. Übung. Wippen Sie mit den Armen dort in der Spannung eine Minute, die Nase kurz über dem Boden.

3. Übung, Brust: Kommen Sie aus dem Vierfüßlerstand auf die Knie. Nehmen Sie die Arme angewinkelt vor sich und führen Sie die Unterarme vor dem Gesicht zusammen. Ziehen Sie die Arme wieder auf, so weit Sie können, und wieder zu. Aufziehen und zuziehen. Unterarme zusammenbringen. Eine Minute.

4. Übung, Bauch: Legen Sie sich auf den Rücken. Stellen Sie die Füße auf. Falten und drücken Sie die Hände über der Brust zusammen. Halten Sie den Druck und lösen Sie Kopf und Schulterblätter vom Boden und wippen Sie mit dem Oberkörper Richtung Decke. Der untere Rücken bleibt auf dem Boden und der Druck der Hände bleibt erhalten.

5. Übung, Bauch: Nehmen Sie zusätzlich zur 4. Übung noch die Füße in die Luft. Nehmen Sie die Hände hinter den Kopf und halten bzw. stützen Sie den Kopf bzw. den Nacken. Nicht daran ziehen, nur unterstützend halten, während Sie sich zusammenrollen und die Bauchspannung halten. Wippen Sie mit dem Oberkörper Richtung Oberschenkel. Lassen Sie Ihren Bauch brennen.

**Woche 2
Tag 1**

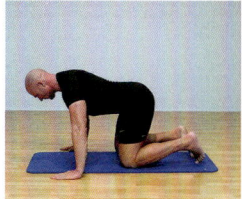 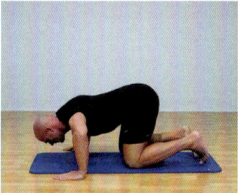 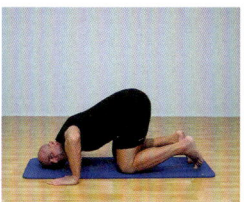 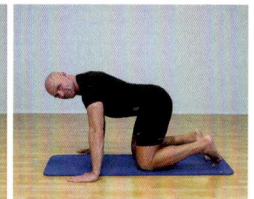

1. Übung

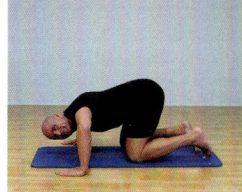 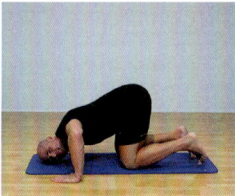 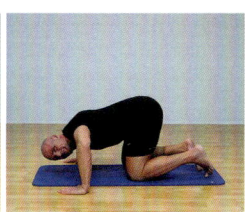

2. Übung

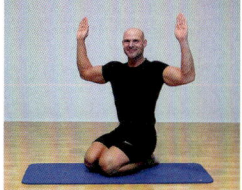 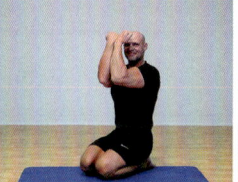 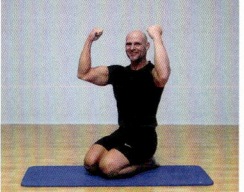 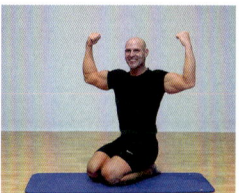

3. Übung

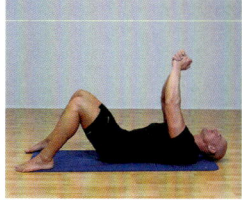 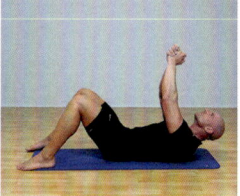 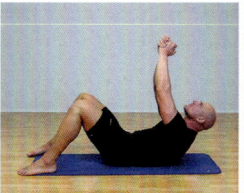 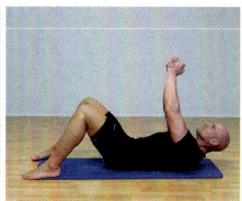

4. Übung

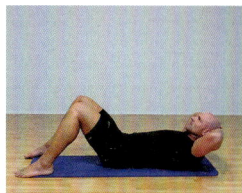 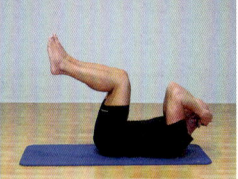 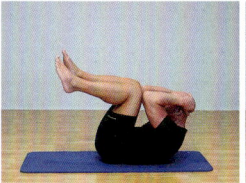 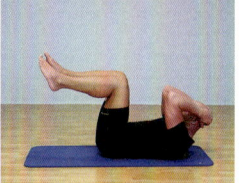

5. Übung

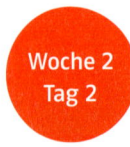

Woche 2
Tag 2

Woche 2 – Tag 2: Beine und Oberschenkel

Lassen Sie sich nicht täuschen, es fängt harmlos an, ist es aber nicht!

1. Übung, äußerer Oberschenkel, Hüfte: Legen Sie sich seitlich auf den Boden. Ganz gerade. Heben Sie das obere Bein 45 Grad an. Lassen Sie den Kopf ruhig liegen. Nur das Bein bewegt sich nun auf und ab. Eine Minute.

2. Übung, äußerer Oberschenkel, Hüfte: Halten Sie das Bein nach der ersten Minute in der 45-Grad-Lage. Halten Sie und wippen Sie in der Spannung. Eine Minute.

3. Übung, äußerer Oberschenkel, Hüfte: Drehen Sie sich auf die andere Seite und starten Sie auf der Seite mit der 1. Übung.

4. Übung, äußerer Oberschenkel, Hüfte: Auch auf dieser Seite die 2. Übung. Eine Minute, bis ein schönes Brennen im Oberschenkel einsetzt.

5. Übung, vorderer Oberschenkel, Innenschenkel, Hüfte: Setzen Sie sich auf den Po, die Beine vor sich ausgestreckt. Heben Sie für 30 Sekunden das rechte und dann das linke Bein kurz vom Boden ab und lassen Sie es wippen. Genießen Sie die Anstrengung.

Knie- und hüftgeplagte Menschen werden diese Übungen zu schätzen wissen. Gelenkschonender geht es nicht.

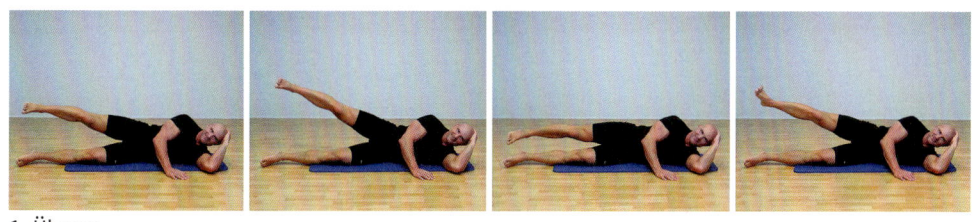

1. Übung

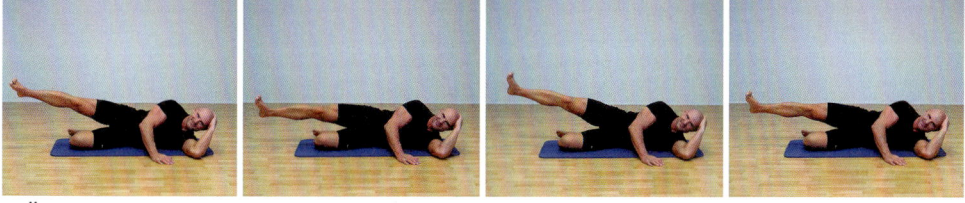

2. Übung

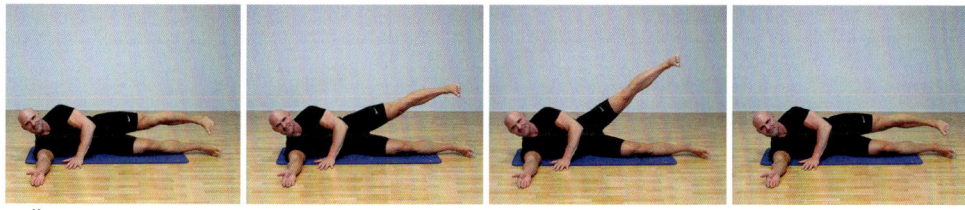

3. Übung

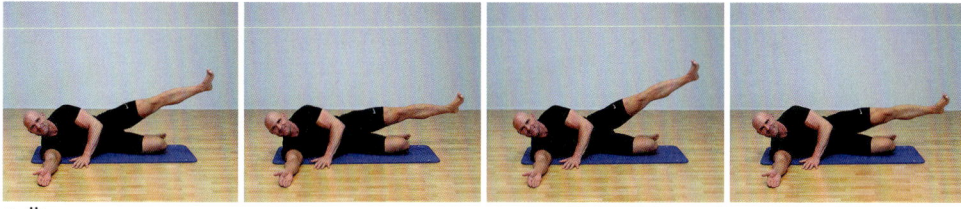

4. Übung

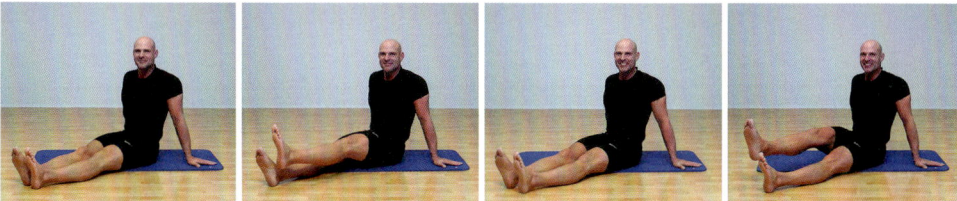

5. Übung

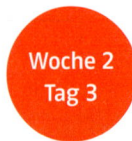

Woche 2 – Tag 3: Rücken und Bizeps

Ich hoffe, Sie merken schon die ersten Veränderungen. Heute nehmen wir uns wieder den Rücken vor. Seien Sie gewiss, auch mit Rückenproblemen können Sie dieses Training machen.

1. Übung, oberer Rücken: Stellen Sie sich hüftbreit auf. Lassen Sie kräftig Ihre Schultern nach hinten kreisen. Nehmen Sie dazu Ihre Arme kräftig mit nach hinten und drücken Sie die Schulterblätter hinten zusammen.

2. Übung, oberer Rücken und Nacken: Nehmen Sie die Arme eng an den Körper und ziehen Sie die hängenden Arme am Körper vorbei nach hinten. Ziehen Sie die Arme/Ellenbogen hinten nach oben. Abwechselnd, so weit Sie kommen. 30 Sekunden abwechselnd und 30 Sekunden beide Arme gleichzeitig. Gern auch länger.

3. Übung, unterer Rücken: Stellen Sie sich hüftbreit auf. Nehmen Sie die Arme vor sich an die Beine. Beugen Sie sich mit geradem Rücken nach vorne, bis Ihre Fingerspitzen die Knie berühren. Ziehen Sie sich dann wieder mit geradem Rücken nach oben. Auf und nieder, immer wieder.

4. Übung, Rücken und Arme: Legen Sie sich auf den Bauch. Strecken Sie beide Arme nach vorne, neben den Kopf aus. Stützen Sie sich leicht auf die Handflächen, so dass die Brust sich leicht vom Boden hebt. Der Kopf schwebt, die Hände liegen zusammen auf dem Boden und drücken leicht auf diesen. Drücken Sie nun fest die Hände in den Boden und spüren Sie, wie der Rücken und die Arme sich anspannen. Halten Sie diese Spannung. Drücken und lösen Sie für eine Minute. Sie können dazu auch die Ellenbogen leicht nach außen drücken, dadurch wird die Spannung im Rücken stärker.

5. Übung, Bizeps: Kommen Sie auf die Knie. Winkeln Sie unter großer Anspannung die Arme an und ab. Spannen Sie die Bizepse an und lösen Sie sie wieder. Schnelle Wiederholungen. Spannung – lösen, Spannung – lösen. Spannen Sie am Ende beide Arme an und halten Sie die Spannung, so lange Sie können.

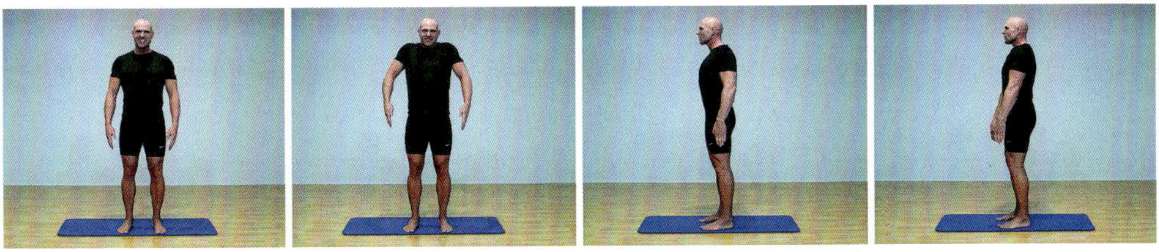

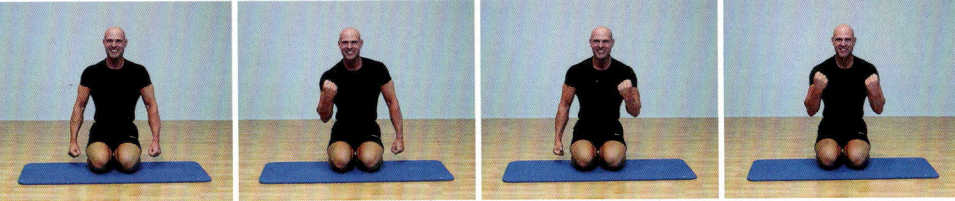

1. Übung

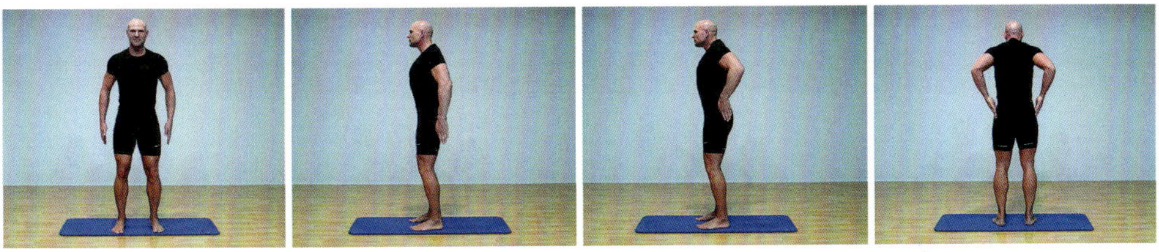

2. Übung

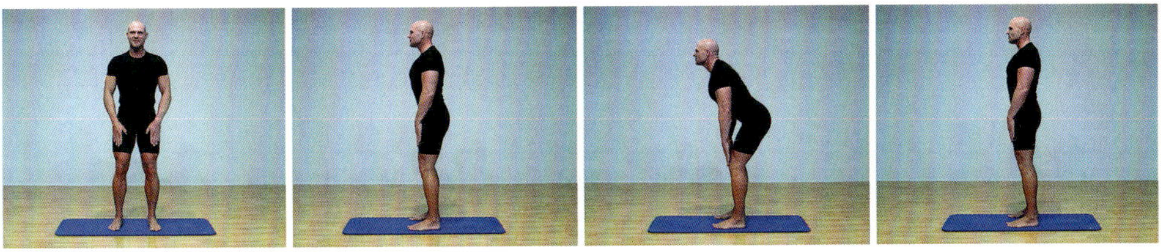

3. Übung

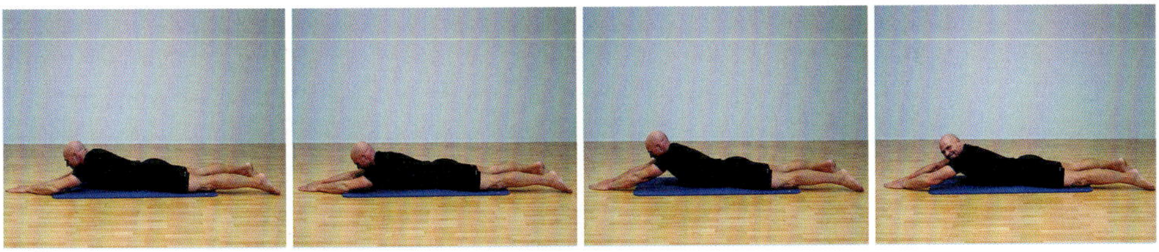

4. Übung

5. Übung

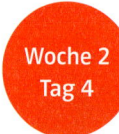

Woche 2 – Tag 4: Schultern und Trizeps

Ich weiß aus langjähriger Erfahrung, dass dieses Training sehr ungern absolviert wird. Ziehen Sie es einfach durch. Es macht sich irgendwann bezahlt, und Ihre Schultergelenke werden es Ihnen lange danken.

1. Übung, Schulter: Stellen Sie sich hüftbreit auf und lassen Sie die Schultern kreisen. Intensives Kreisen nach vorne und hinten ist angesagt. Abwechselnd und/oder gleichzeitig.

2. Übung, Schulter: Ziehen Sie die Schultern kräftig zu den Ohren. Die Schultern zu den Ohren, nicht andersherum! Eine Minute, auch wenn es sehr wehtut.

3. Übung, Schultern: Nehmen Sie die Arme ausgestreckt waagrecht neben den Körper. Lassen Sie die Arme kreisen. Nicht nur die Hände, die ganzen Arme.

4. Übung, Schulter: Nehmen Sie die Arme ausgestreckt waagrecht vor sich. Ziehen Sie abwechselnd die Arme vor dem Körper nach oben.

5. Übung, Trizeps: Setzen Sie sich auf den Po, Beine ausgestreckt. Nehmen Sie die Hände und Arme ausgestreckt neben den Po und stützen Sie sich auf den Händen ab. Heben Sie nun den Po vom Boden, indem Sie die Füße aufstellen und mit dem Po etwas nach vorn gehen. Dann beugen Sie die Arme so weit Sie können und strecken diese wieder. Beugen, strecken, beugen, strecken. Es brennt, ich weiß.

Ich sagte ja bereits, fünf Minuten können sehr lang sein, insbesondere wenn man keine Pause zwischen den Übungen macht. Was wir hier gerade gemacht haben, war schon sehr böse. Aber es bereichert nicht nur Ihren Erfahrungsschatz, Sie haben in Ihrem Bekanntenkreis jetzt auch wieder was Tolles zu berichten.

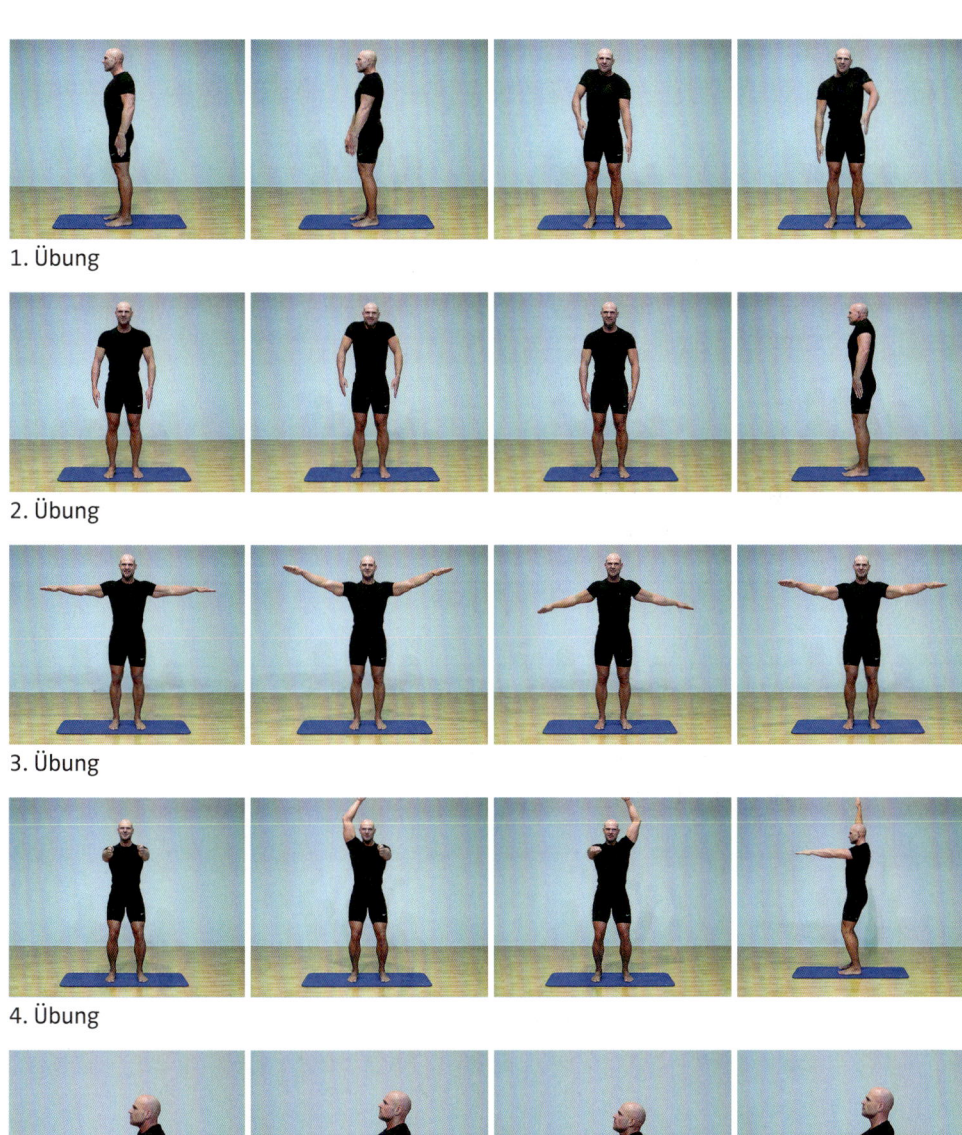

1. Übung

2. Übung

3. Übung

4. Übung

5. Übung

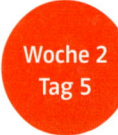

Woche 2
Tag 5

Woche 2 – Tag 5: Bauch

1. Übung, untere Bauchmuskeln: Legen Sie sich auf den Rücken, Beine ausgestreckt. Heben Sie erst das rechte und dann das linke Bein vom Boden ab und wippen Sie mit jedem Bein 30 Sekunden bei ca. 45 Grad auf und ab. Schön in der Spannung arbeiten.

2. Übung, gerade Bauchmuskeln: Bleiben Sie wie in der 1. Übung. Heben Sie nun zusätzlich den Oberkörper vom Boden. Lösen Sie die Schulterblätter und den Kopf und schieben Sie die Hände Richtung Knie. Der untere Rücken bleibt aber auf der Matte, während Sie die 1. Übung wiederholen.

3. Übung, gerade Bauchmuskeln: Stellen Sie die Füße eng am Po auf. Wenn Sie drankommen, halten Sie sich an den Knöcheln fest, ansonsten schieben Sie die Hände an den Knöcheln vorbei. Lösen Sie Schulterblätter und Kopf. Eine Minute den Oberkörper nach vorn Richtung Beine rollen. Immer in der Spannung bleiben. Nehmen Sie gern die Hände in den Nacken, um den Hals zu entlasten.

4. Übung, seitliche Bauchmuskeln: Legen Sie sich auf die Seite, bitte komplett gerade. Ziehen Sie nun beide Beine seitlich nach oben. Ziehen Sie gleichzeitig den Oberkörper seitlich nach oben. Schieben Sie die obere Hand, den oberen Arm Richtung Oberschenkel.

5. Übung, seitliche Bauchmuskeln: Legen Sie sich auf die andere Seite und führen Sie die 4. Übung auf der Seite durch. Eine Minute zusammenziehen.

Wir merken uns, dass die Bauchmuskeln sich sehr schnell erholen. Das liegt daran, dass sie, egal was wir tun, immer mit dabei sind und immer gut durchblutet werden. Aus diesem Grund trainieren wir auch zweimal die Woche ein bisschen Bauch.

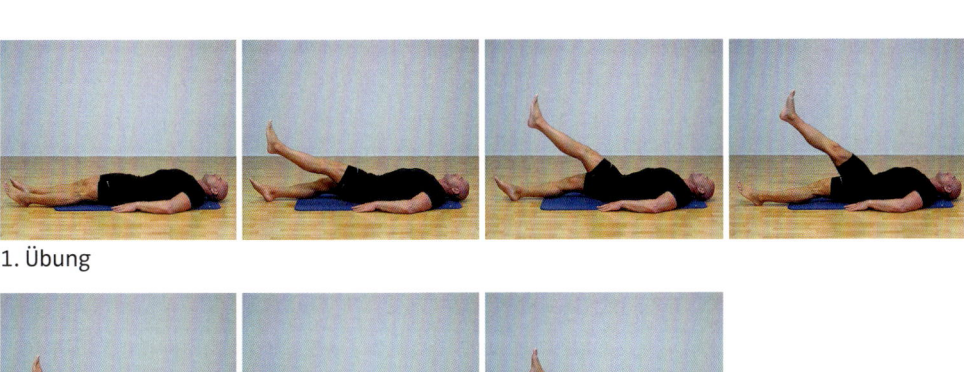

1. Übung

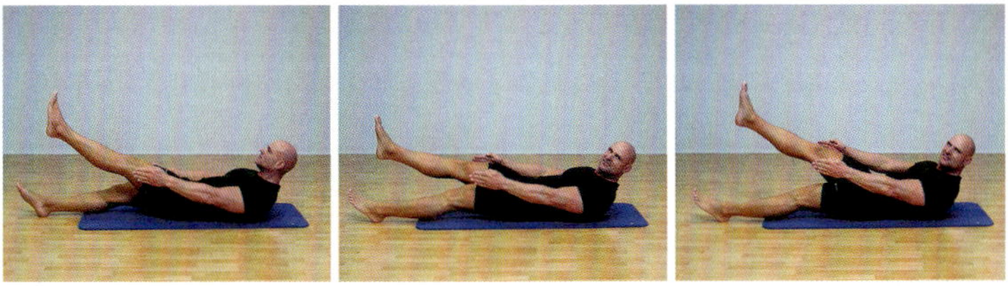

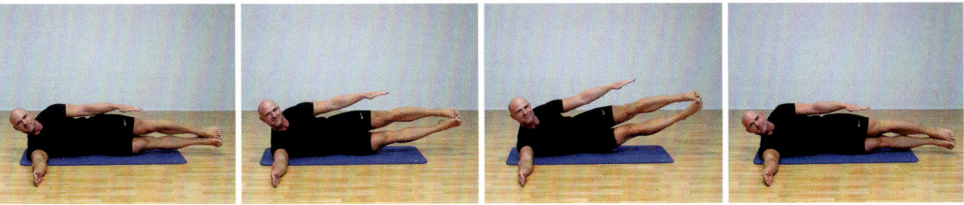

2. Übung

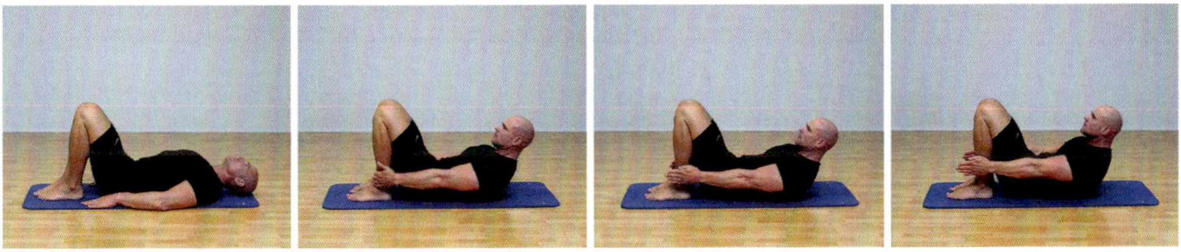

3. Übung

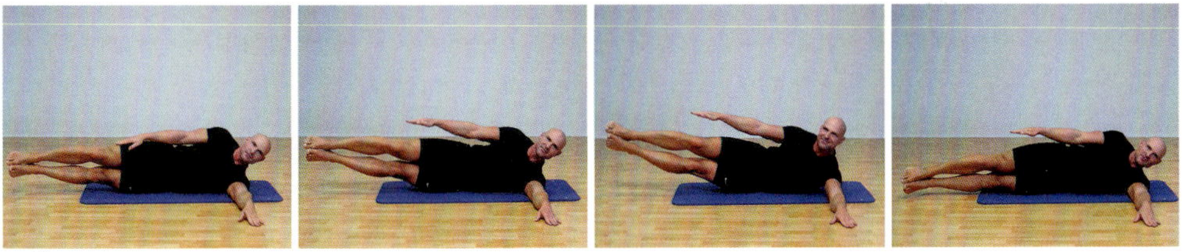

4. Übung

5. Übung

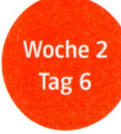

Woche 2 – Tag 6: Po und hinterer Oberschenkel

1. Übung, Po und unterer Rücken: Stellen Sie sich hüftbreit auf. Knie leicht gebeugt. Nehmen Sie die Hände vorn an die Oberschenkel. Gehen Sie mit geradem Rücken und fast durchgestreckten Beinen mit den Händen zu den Knien. Auf und nieder. Immer wenn Sie wieder mit geradem Rücken aufrecht stehen, dann kneifen Sie den Po zusammen.

2. Übung, Po und hinterer Oberschenkel: Bleiben Sie in der 1. Übung stehen und wenn Sie können, gehen Sie ein wenig tiefer und kommen nun nicht mehr nach oben, sondern bleiben mit geradem Rücken nach unten gebeugt. Wippen Sie in Ihrer Endposition so weit nach unten, wie Sie können. Achten Sie dabei darauf, dass der Rücken gerade bleibt, die Beine fast durchgestreckt sind und Sie den Po angespannt lassen.

3. Übung, Po: Bleiben Sie aufrecht und gerade (!) stehen. Rücken gerade, sonst neutralisieren Sie die Übung. Nehmen Sie ein Bein ausgestreckt nach hinten in die Luft. Schieben Sie den Fuß so weit Sie können nach hinten und drehen Sie dabei die Zehenspitzen nach außen. Drücken Sie den Fuß in die Spannung, so dass Sie Ihren Po anspannen können. Eine Minute.

4. Übung, Po: Machen Sie die 3. Übung eine Minute mit dem anderen Bein.

5. Übung, Po und hinterer Oberschenkel: Bleiben Sie im Stand. Winkeln Sie nun 30 Sekunden den einen und dann 30 Sekunden den anderen Unterschenkel an. Ziehen Sie jeweils die Ferse zum Po und lösen Sie wieder. Ranziehen und lösen. Erst die eine und dann die andere Seite.

Der Po und der hintere Oberschenkel sollten sich nun gut bewegt fühlen. Die Übungen aktivieren und stärken unter anderem auch den unteren Rücken und helfen zur Vorbeugung von Hexenschüssen. Übung macht den Meister!

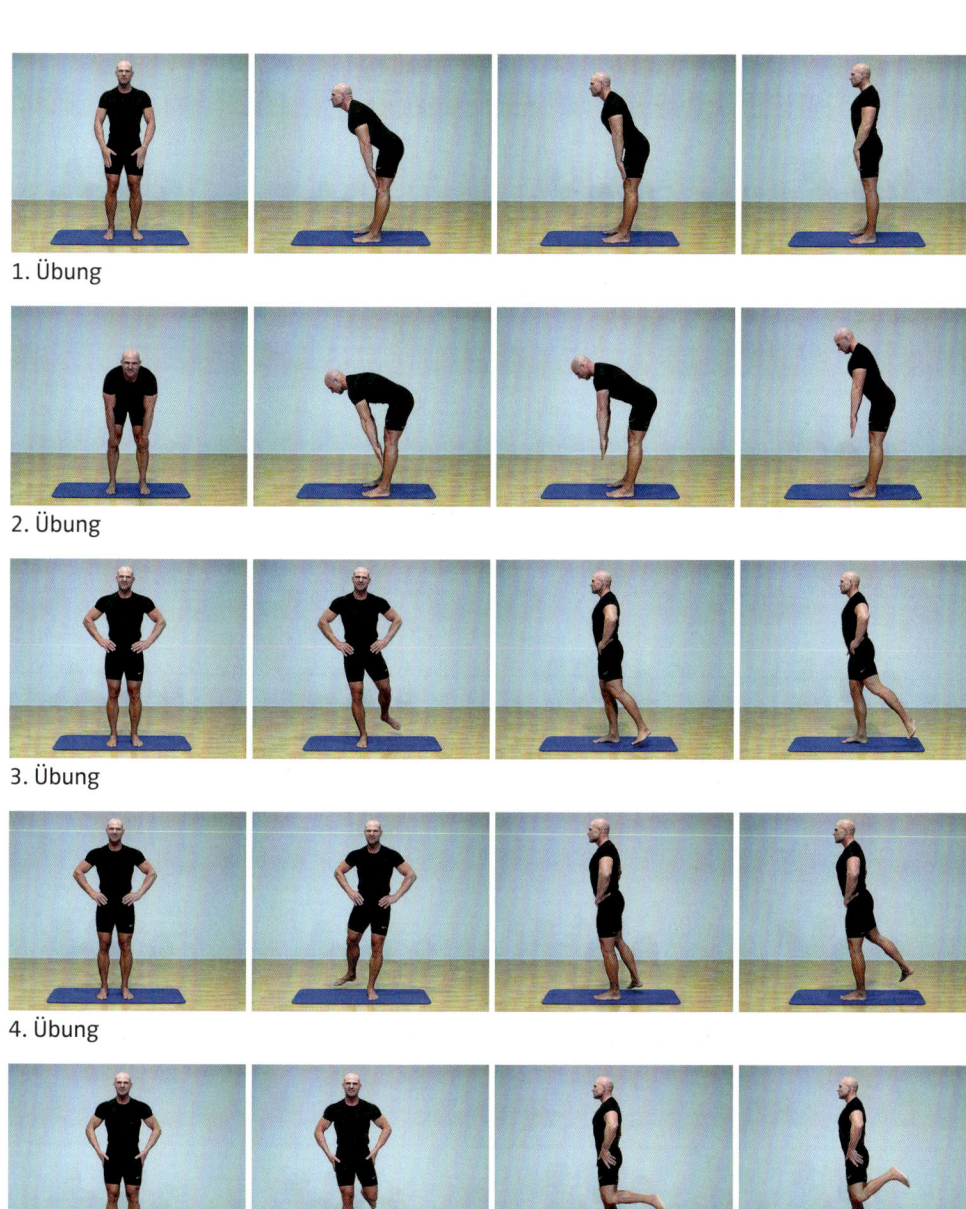

1. Übung

2. Übung

3. Übung

4. Übung

5. Übung

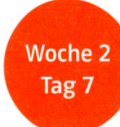

Woche 2 – Tag 7: Entspannung

Schon wieder eine Woche vorbei. Ich hoffe, das Online-Coaching und die App gefallen Ihnen und Sie haben Spaß mit den Videos. Heute gibt es wieder ein Infovideo zu einem tollen Thema aus dem Buch. Letzter Tag von Woche 2, also los geht's!

1. Übung, Atmen: Legen Sie sich flach auf den Rücken und stellen Sie die Füße auf. Atmen Sie ruhig und tief und versuchen Sie durch die Atmung den Körper zu entspannen. Anschließend legen Sie die Beine ab und strecken sich aus.

2. Übung, Strecken: Nehmen Sie beide Arme über den Kopf und legen Sie sie ausgestreckt auf dem Boden ab. Die Hände berühren sich dabei über dem Kopf. Schieben Sie nun Hände und Füße so weit weg wie Sie können und machen Sie sich ganz lang. Halten Sie die Dehnung so lange Sie können und lösen Sie, wann Sie möchten. Atmen Sie ruhig und tief dabei. Führen Sie die Übung mindestens 2 Mal durch.

3. Übung, Körperentspannung: Bleiben Sie ausgestreckt in der 2. Übung liegen. Strecken Sie nun den rechten Fuß und den rechten Arm weiter aus als die andere Seite. Halten Sie die Dehnung mindestens 30 Sekunden. Anschließend wechseln Sie zum linken Fuß und zum linken Arm. Strecken Sie diesen ebenfalls so weit Sie können.

4. Übung, Körperentspannung: Lockern Sie sich kurz und nehmen Sie dann Füße und Hände eng zusammen. Hände und Arme liegen auf 12 Uhr über Ihrem Kopf, die Beine und Füße zeigen Richtung 6 Uhr. Legen Sie die geschlossenen Beine und Füße nun auf 5 oder halb 5, wenn Sie können, und die Arme und Hände auf eins oder halb zwei. Neigen Sie dabei den Oberkörper mit. Sie formen aus sich einen Sichel bzw. einen Halbmond. Bleiben Sie ein Minute in der Übung liegen und genießen Sie die Entspannung.

5. Übung, Körperentspannung: Gleiche Übung wie die 4. Übung, nur diesmal Füße und Beine Richtung halb 7 und Hände und Arme Richtung halb 11. Auch hier bleiben Sie eine Minute liegen.

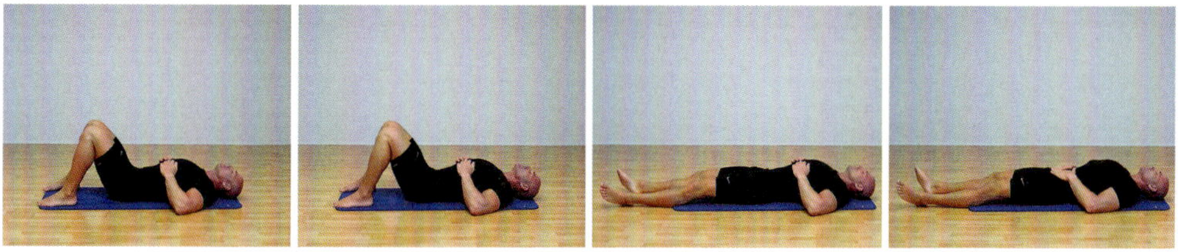

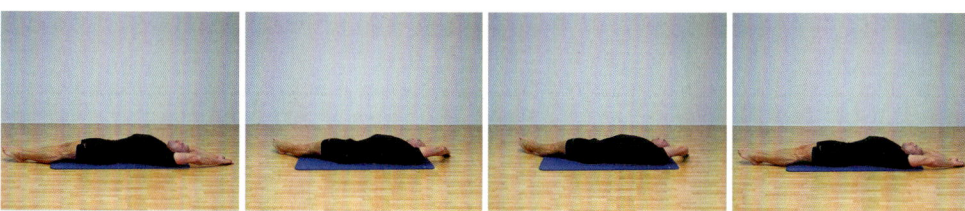

1. Übung

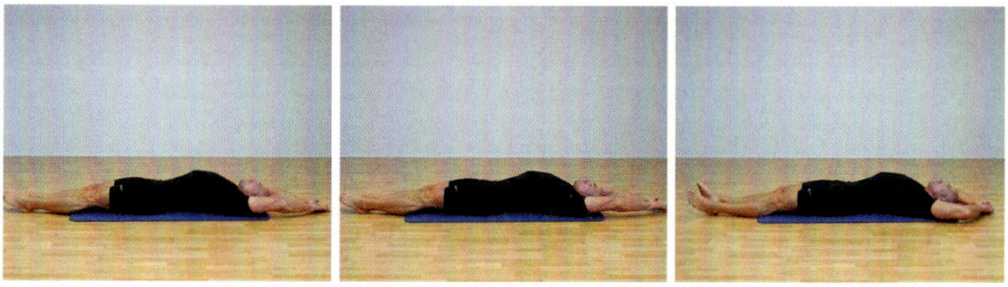

2. Übung

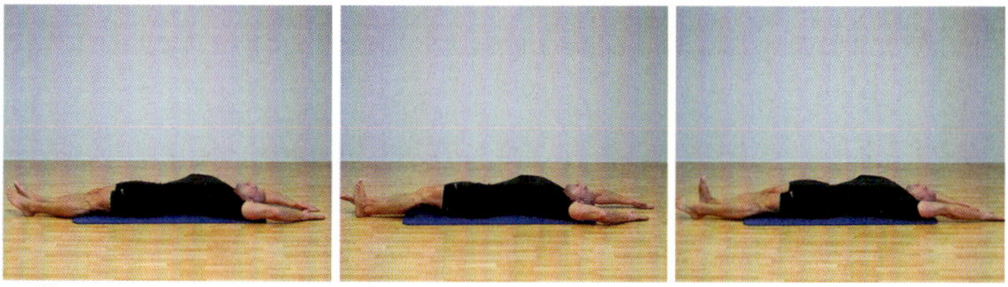

3. Übung

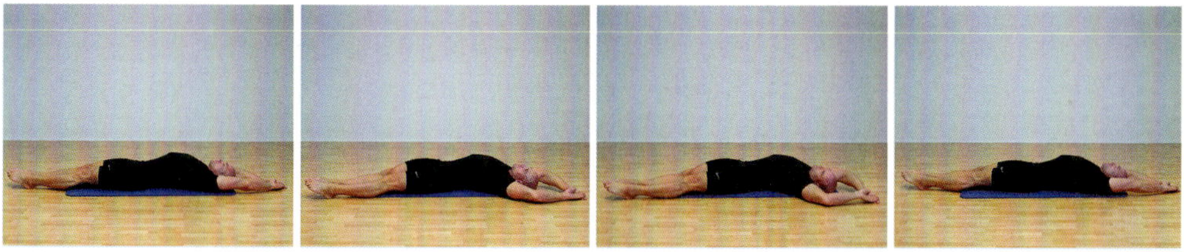

4. Übung

5. Übung

Woche 3 – Wir steigern die Fitness und regen den Stoffwechsel an

Sie haben bestimmt schon bemerkt, dass die letzte Woche anstrengender war als die vorletzte und Sie nicht nur von der Fitness, sondern auch von der Kraft mehr von mir gefordert wurden. Wenn Sie jetzt denken, das war schon alles, muss ich Sie enttäuschen: Schlimmer geht immer.

Woche 3 – Tag 1: Brust und Bauch

**Woche 3
Tag 1**

1. Übung, Brust: Sie gehen in den Vierfüßlerstand und stellen die Arme sehr breit auf. Eine Minute sehr breite Liegestütze auf den Knien.

2. Übung, Brust und Bauch: Bleiben Sie in der Übung. Machen Sie weiter Liegestütz auf den Knien in Ihrem Tempo, so wie Sie es können. Nur strecken Sie jetzt 30 Sekunden das linke Bein lang nach hinten und dann 30 Sekunden das rechte Bein lang nach hinten.

3. Übung, Brust und Bauch: Bleiben Sie in der Position. Neigen Sie nun den Oberkörper etwas mehr nach vorn, so dass Oberkörper und Oberschenkel eine Gerade bilden. Dann gehen Sie wieder in den Liegestütz. Nur bleiben Sie diesmal mit der Nase über dem Boden schweben und wippen eine Minute mit der Nase über dem Boden. Ziehen Sie dabei den Bauch auf Spannung und atmen Sie während der Übung ruhig und tief.

4. Übung, Bauch: Sie bleiben weiterhin im Stütz auf den Knien. Ziehen Sie nun für 30 Sekunden erst das rechte Knie zur Brust und dann für 30 Sekunden das linke Knie zur Brust. Ranziehen und wegstrecken. Je mehr Sie die Arme dabei gebeugt lassen, umso mehr spüren Sie Ihre Arme und die Brust (sehr zu empfehlen!).

5. Übung, Bauch: Legen Sie sich auf den Rücken. Nehmen Sie die Hände hinter den Kopf und stützen Sie den Kopf. Nehmen Sie die Beine angewinkelt in die Luft und ziehen Sie nun eine Minute Oberschenkel und Oberkörper zusammen. Lösen Sie nur die Schulterblätter, nicht den unteren Rücken vom Boden. Halten Sie den Kopf nur, ziehen Sie nicht daran. Spannen Sie bei jeder Wiederholung den Bauch intensiv an.

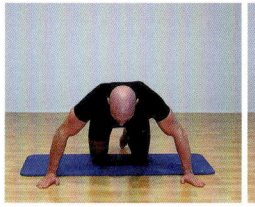 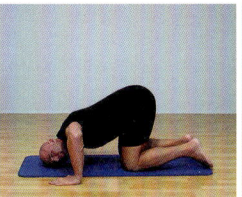 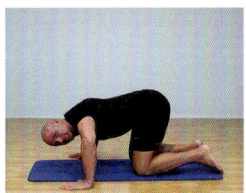 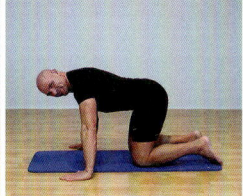

1. Übung

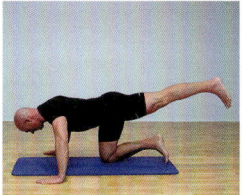 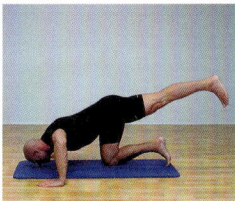 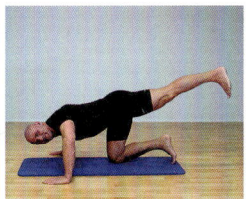 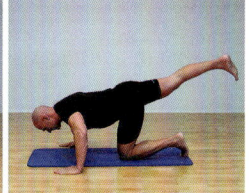

2. Übung

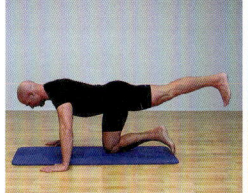 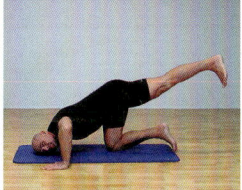 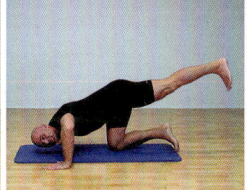 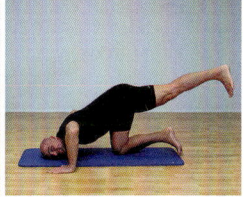

3. Übung

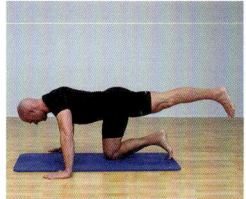 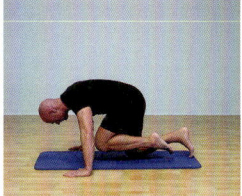 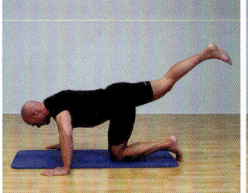 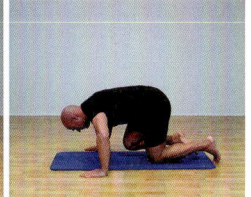

4. Übung

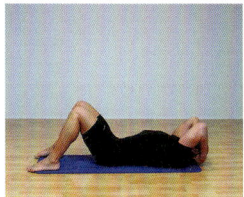 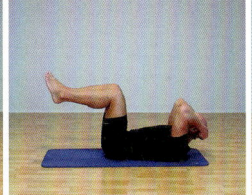 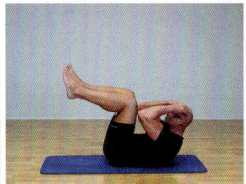 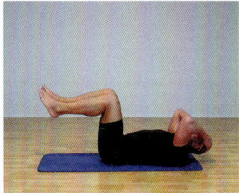

5. Übung

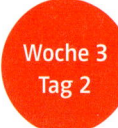

Woche 3
Tag 2

Woche 3 – Tag 2: Oberschenkel

Heute kümmern wir uns ein wenig um Ihre Muskeln in den Beinen. Gestern war der Oberkörper gefordert, heute lassen wir die Beine ein bisschen brennen. Sie werden gleich merken bzw. spüren, was ich meine. Nicht aufhören, wenn es brennt! Weitermachen und brennen lassen. Feuer frei!

1. Übung, Oberschenkel: Setzen Sie sich auf den Po und strecken Sie die Beine vor sich aus. Heben Sie nun das rechte Bein komplett 20 bis maximal 30 cm vom Boden ab. Heben und senken für eine Minute.
2. Übung, Oberschenkel: Lassen Sie das Bein in der oberen Position aus der 1. Übung schweben. Wippen Sie dort, so lange Sie können, und versuchen Sie die Minute durchzuhalten. Drehen Sie dabei den Fuß gern nach außen und innen und wieder gerade.
3. Übung, Oberschenkel: Setzen Sie sich auf den Po und strecken Sie die Beine vor sich aus. Heben Sie nun das linke Bein komplett 20 bis maximal 30 cm vom Boden ab. Heben und senken für eine Minute.
4. Übung, Oberschenkel: Lassen Sie das Bein in der oberen Position aus der 3. Übung schweben. Wippen Sie dort, so lange Sie können, und versuchen Sie die Minute durchzuhalten. Drehen Sie dabei den Fuß gern nach außen und innen und wieder gerade.
5. Übung, Oberschenkel: Stellen Sie beide Füße auf und schütteln Sie sie kräftig aus. Legen Sie die Hände vor sich auf die Knie und halten Sie die Knie auf der gleichen Position, während Sie nun 30 Sekunden das rechte Bein strecken und dann das linke Bein strecken, ohne dass die Knie die Höhe verlieren.

Alles sehr gemein und sehr unangenehm. Aber Ihre Knie werden es Ihnen danken, und Ihre Beine erhalten neue Stabilität.

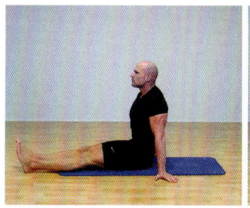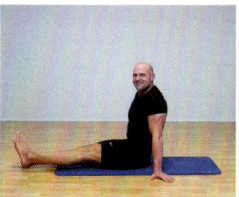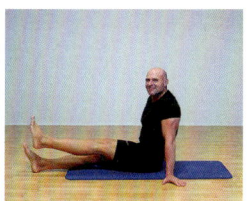

1. Übung

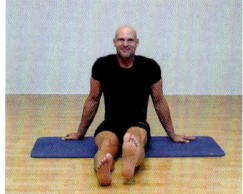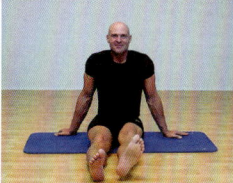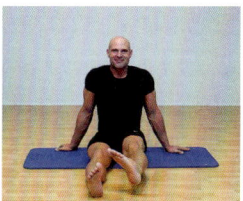

2. Übung

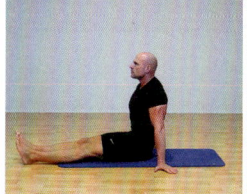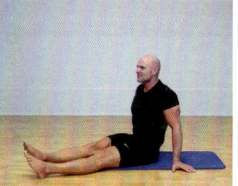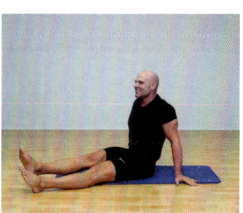

3. Übung

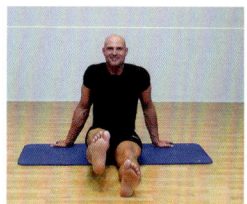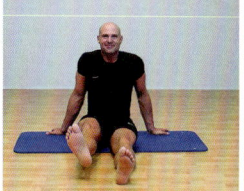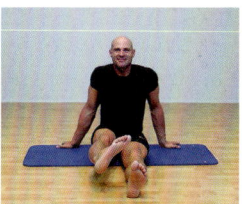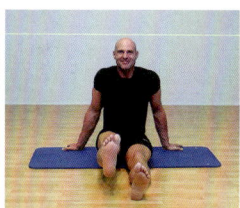

4. Übung

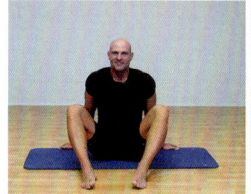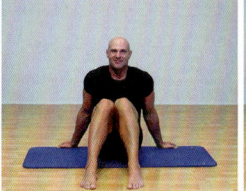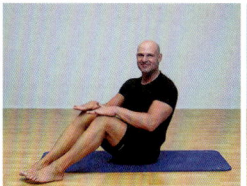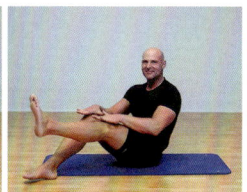

5. Übung

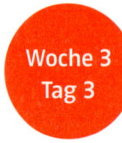

Woche 3
Tag 3

Woche 3 – Tag 3: Rücken und Bizeps

1. Übung, Rücken: Stellen Sie sich aufrecht und gerade hin. Lassen Sie die Schultern und Arme kräftig nach hinten kreisen. Achten Sie darauf, dass die Schulterblätter kräftig nach hinten ziehen und Sie intensiv Ihre Rückenmuskeln spüren. Eine Minute.

2. Übung, Rücken: Nehmen Sie die Arme eng am Körper vorbei nach hinten. Ziehen Sie abwechselnd die Schultern zu den Ohren. Sehr intensiv. Spüren Sie Ihren Nacken und Ihren Rücken.

3. Übung, Rücken: Falten Sie die Hände hinter Ihrem Rücken auf dem Po. Lassen Sie die Hände um Ihren Po kreisen. Ziehen Sie die Ellenbogen intensiv nach oben und machen Sie große Kreise rund um Ihren Po mit den Händen. Eine Minute im Uhrzeigersinn.

4. Übung, Bizeps: Falten Sie die Hände hinter Ihrem Rücken auf dem Po. Lassen Sie die Hände um den Po kreisen. Ziehen Sie die Ellenbogen intensiv nach oben und machen Sie große Kreise rund um Ihren Po mit den Händen. Eine Minute gegen den Uhrzeigersinn.

5. Übung, Bizeps: Lassen Sie die Arme neben Ihrem Körper hängen. Drücken Sie vor dem Körper die Hände fest zusammen. Beugen und strecken Sie die Arme vor Ihrem Körper. Drücken Sie die Hände fest und beugen und strecken Sie unter diesem Druck. Spannen Sie die Bizepse bei jeder Bewegung intensiv an. Eine Minute, moderates Tempo.

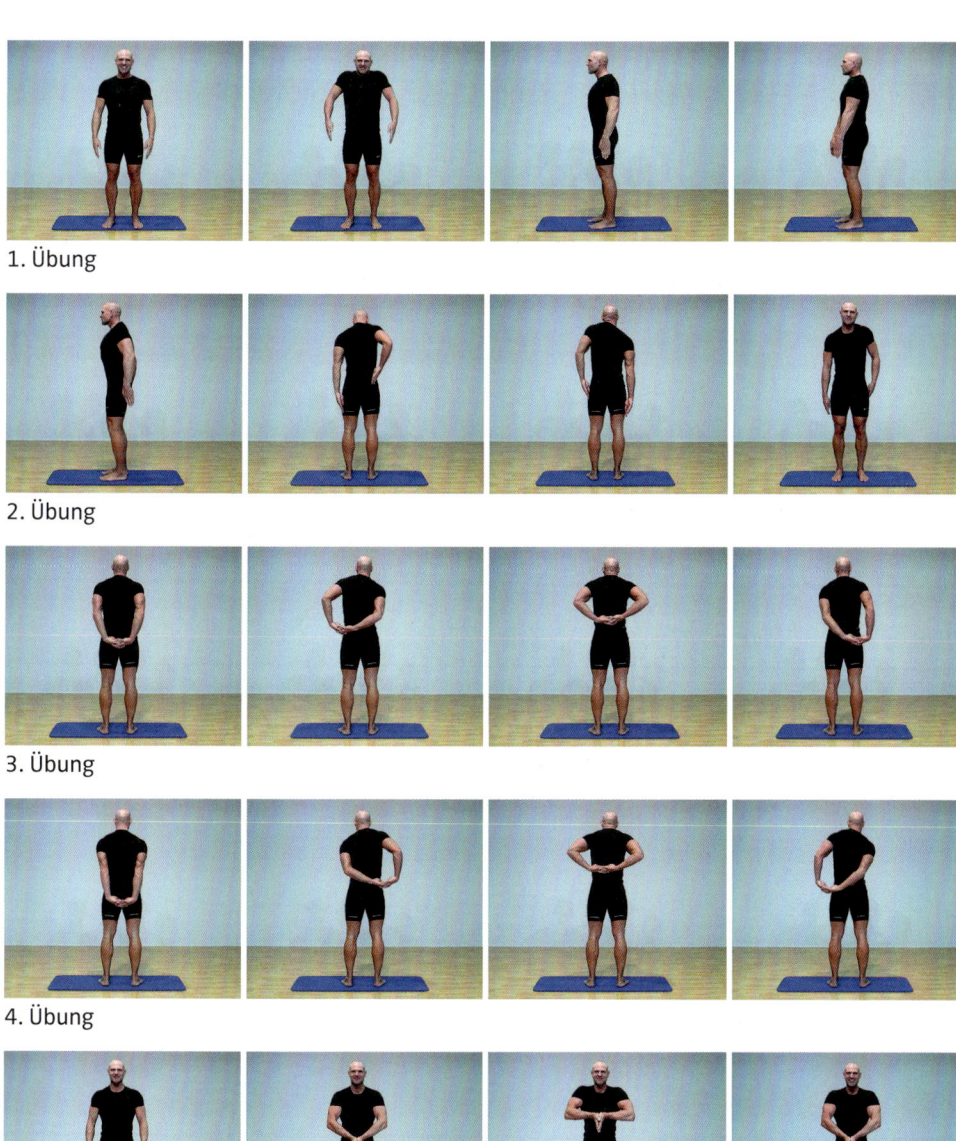

1. Übung

2. Übung

3. Übung

4. Übung

5. Übung

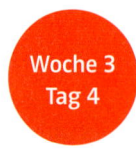

Woche 3 – Tag 4: Bauch

Heute kümmern wir uns um Ihren Bauch, denn der Bauch ist der wichtigste Stützpfeiler Ihrer Wirbelsäule, deshalb trainieren wir ihn auch zweimal die Woche.

1. Übung, Bauch: Setzen Sie sich auf den Po. Nehmen Sie die Füße vor sich und stellen Sie sie auf. Nehmen Sie die Beine leicht auseinander und schieben Sie sich einfach nach vorne. Machen Sie einen Rundrücken und schieben Sie sich und Ihre Arme einfach nach vorn. Dabei spannt sich Ihr Bauch an. Eine Minute.

2. Übung, Bauch: Stellen Sie die Füße etwas weiter weg und machen Sie sich runder. Schieben Sie sich weiter nach vorne und nehmen Sie die Hände etwas höher. Achten Sie auf den Rundrücken.

3. Übung, Seitlicher Bauch: Sie sitzen mit ausgestreckten Beinen und nehmen die Beine jetzt zu einem großen V auseinander. Gehen Sie jetzt eine Minute mit den Händen Richtung rechter Fuß.

4. Übung, Seitlicher Bauch: Sie sitzen mit ausgestreckten Beinen und nehmen die Beine dann zu einem großen V auseinander. Gehen Sie jetzt eine Minute mit den Händen Richtung linker Fuß.

5. Übung, Bauch: Stellen Sie die Füße wieder etwas näher zu sich ran. Strecken Sie die Arme vor sich waagrecht aus. Machen Sie einen Rundrücken und gehen Sie leicht nach hinten, bis Sie spüren, dass Ihr Bauch sich anspannt. Erhöhen Sie diese Spannung, bis Sie denken, es reicht Ihnen, dann gehen Sie noch ein Stück weiter und halten dort eine Minute. Schön brennen lassen.

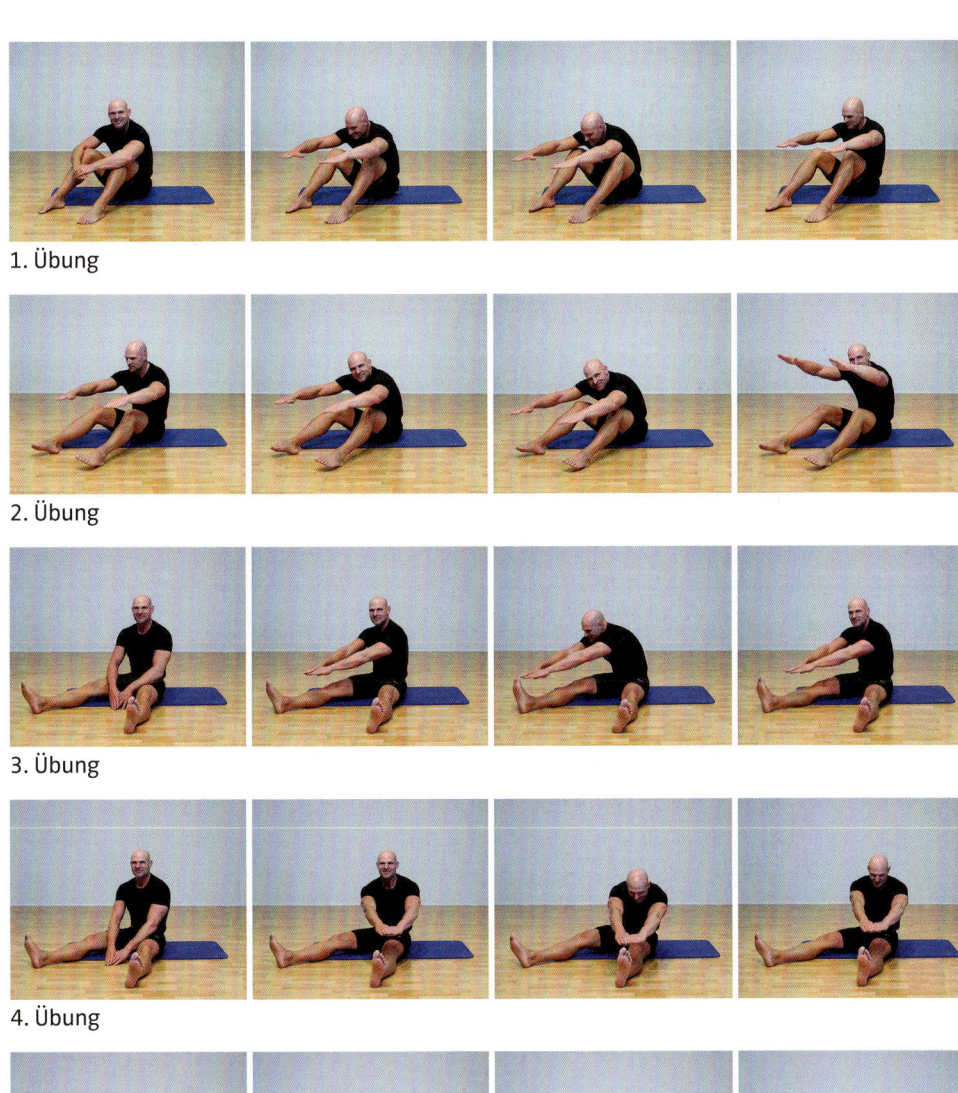

1. Übung

2. Übung

3. Übung

4. Übung

5. Übung

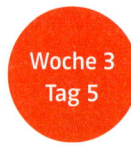

**Woche 3
Tag 5**

Woche 3 – Tag 5: Schultern und Trizeps

1. Übung, Schultern: Stellen Sie sich aufrecht hin. Lassen Sie Ihre Schultern kreisen. Intensiv nach hinten. Eine Minute. Genießen Sie es.

2. Übung, Schultern: Sie stehen stabil im hüftbreiten Stand und nehmen die Arme vor sich. Ziehen Sie die Arme seitlich hoch, bis in die Waagrechte. Wieder vor dem Bauchnabel überkreuzen und wieder in die Waagrechte. Recht schnelles Tempo, so dass auch der Kreislauf etwas in Schwung kommt.

3. Übung, Schultern: Sie halten in der Waagrechten aus der 2. Übung. Ziehen Sie die Arme ausgestreckt weiter nach hinten und pressen Sie die Schulterblätter zusammen. Lassen Sie nun die Arme eine Minute nach hinten kreisen.

4. Übung, Schultern: Sie halten in der Waagrechten aus der 2. Übung. Ziehen Sie die Arme ausgestreckt weiter nach hinten und pressen Sie die Schulterblätter zusammen. Lassen Sie nun die Arme eine Minute nach vorne kreisen. Nicht absetzen, und: Lassen Sie es ruhig brennen.

5. Übung, Trizeps: Sie gehen auf den Boden in den Vierfüßlerstand. Stellen Sie die Hände unter die Schultern. Gehen Sie dann mit den Ellenbogen Richtung Knie nach unten. Auf und nieder, immer wieder. Bleiben Sie dann in der Mitte und wippen Sie in der Spannung, bis Sie ein intensives Brennen verspüren. Brennen lassen, wenn Sie können!

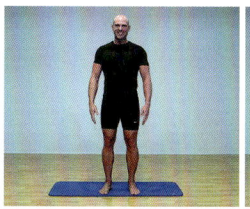 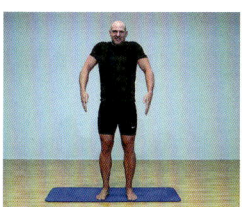 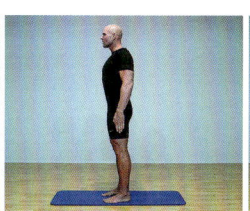 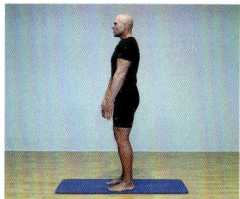

1. Übung

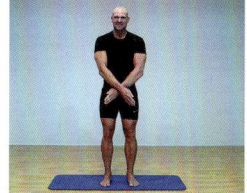 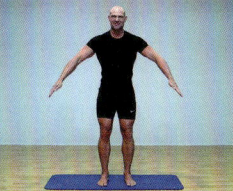 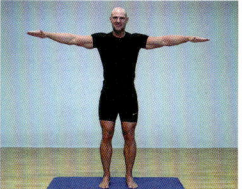 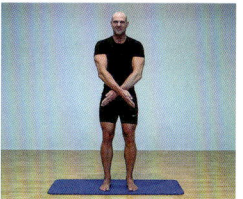

2. Übung

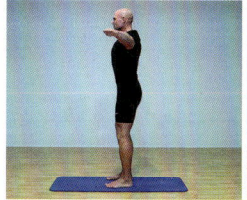 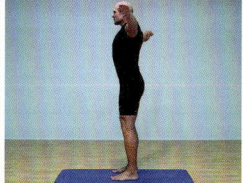 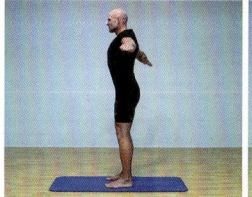 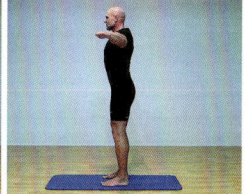

3. Übung

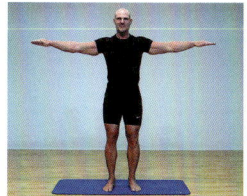 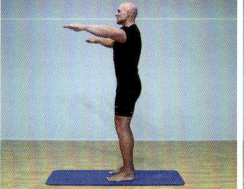 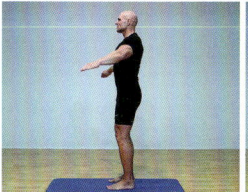 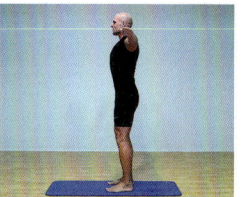

4. Übung

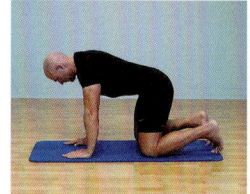 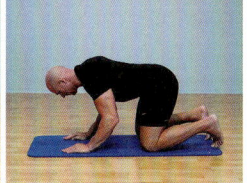 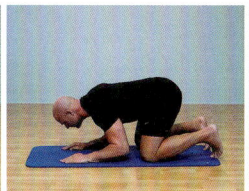 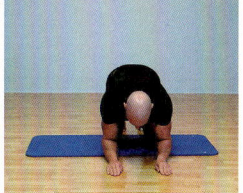

5. Übung

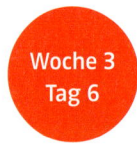

Woche 3
Tag 6

Woche 3 – Tag 6: Po und hinterer Oberschenkel

Unsere dritte gemeinsame Woche geht dem Ende entgegen, und wir haben schon ganz schön viel gemacht. Genießen Sie die ganzen herrlichen Effekte auf den Körper, den Geist und Organismus.

1. Übung, Po und hinterer Oberschenkel: Legen Sie sich auf den Rücken und stellen Sie die Füße auf. Heben Sie den Po vom Boden und lassen Sie dabei die Schultern entspannt liegen. Auf und nieder, Po hoch und runter. Immer wenn Sie oben sind, den Po intensiv anspannen.

2. Übung, Po und hinterer Oberschenkel: Bleiben Sie in der 1. Übung. Bleiben Sie mit dem Po oben. Legen Sie nun den rechten Fuß auf das linke Knie. Gehen Sie dann wieder mit dem Po hoch und runter. Es ist etwas schwerer, aber machbar. Falls es zu schwer ist, bleiben Sie in der 1. Übung.

3. Übung, Po und hinterer Oberschenkel: Bleiben Sie in der 2. Übung. Bleiben Sie mit dem Po oben. Legen Sie nun den anderen Fuß auf das andere Knie. Gehen Sie dann wieder mit dem Po hoch und runter. Falls es zu schwer ist, bleiben Sie wieder in der 1. Übung.

4. Übung, Po und hinterer Oberschenkel: Stellen Sie nun die Füße weiter weg. Die Beine sind immer noch leicht gebeugt. Heben Sie wieder den Po ab. Eine Minute auf und ab.

5. Übung, Po und hinterer Oberschenkel: Bleiben Sie in der oberen Position der 4. Übung. Dort spannen Sie Oberschenkel und Po kräftig an. Wippen Sie in der Spannung, bis Sie ein intensives Brennen verspüren. Der Po brennt, Aufgabe erfüllt.

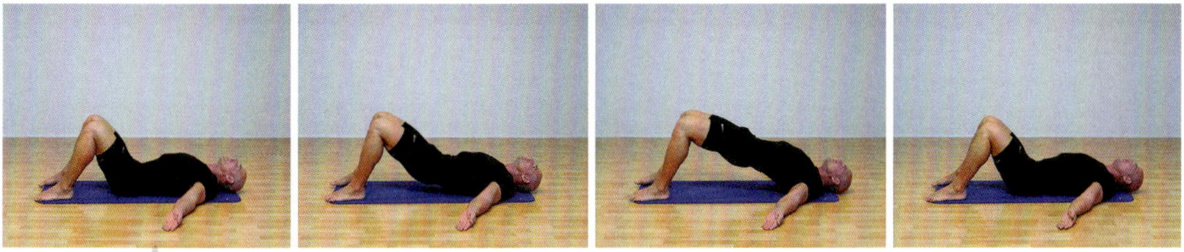

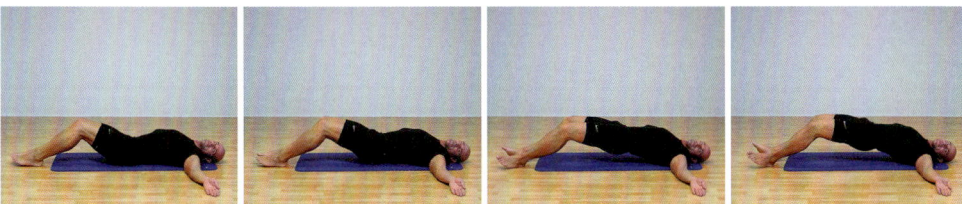

1. Übung

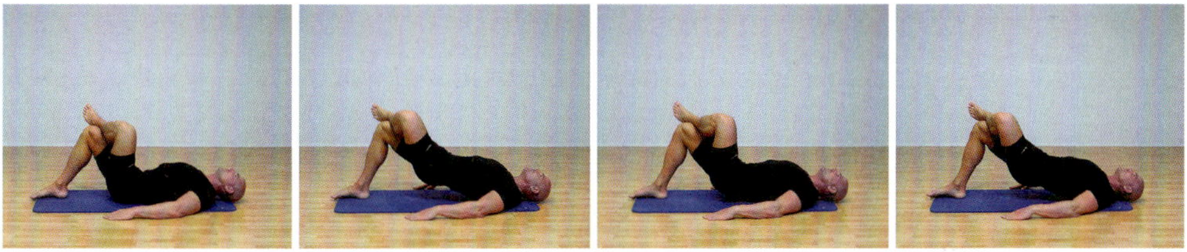

2. Übung

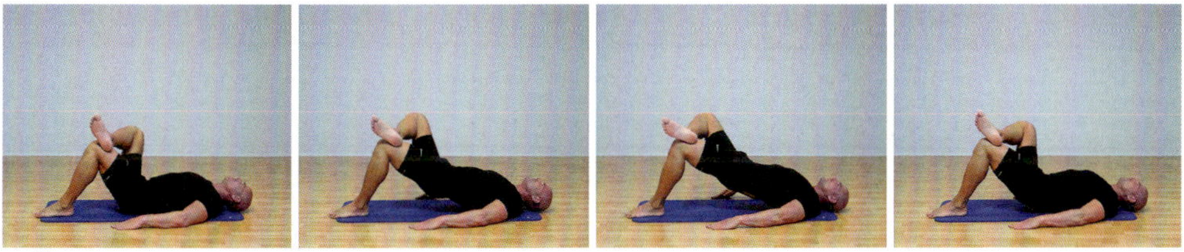

3. Übung

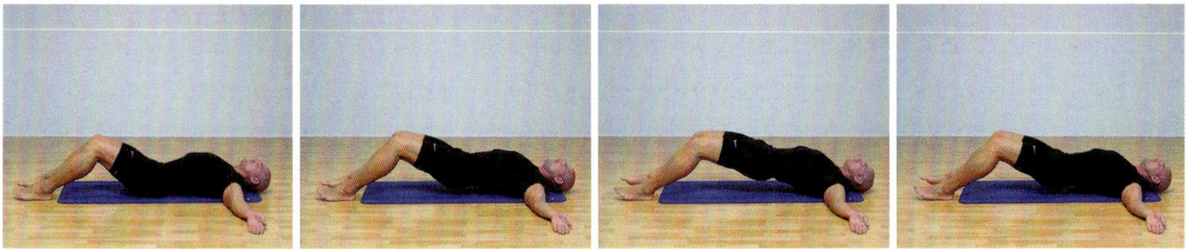

4. Übung

5. Übung

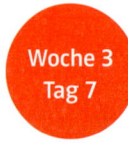

Woche 3
Tag 7

Woche 3 – Tag 7: Entspannen

1. Übung, Entspannen: Sie liegen auf dem Rücken, die Hände auf den Rippenbögen, die Füße aufgestellt. Spüren Sie die Schwere der Schultern und des Beckens auf dem Boden. Genießen Sie es. Atmen Sie tief und ruhig und versuchen Sie in den Bauch zu atmen.

2. Übung, Entspannen: Legen Sie nun die Hände gefaltet unter den Kopf. Ziehen Sie die Schultern und die Arme/Ellenbogen komplett auf den Boden und ziehen Sie die Brust richtig auf. Atmen Sie weiter ruhig und tief. Spüren Sie die Dehnung im Brustkorb. Atmen Sie in den Bauch.

3. Übung, Entspannen: Ziehen Sie den Kopf mit den Händen vom Boden. Lassen Sie den Hals und den Nacken ganz entspannt. Ziehen Sie das Kinn so weit Sie können auf die Brust. Wippen Sie dabei mit dem Kinn auf die Brust. Lösen Sie nach einer Minute in die Entspannung.

4. Übung, Entspannen: Nehmen Sie beide Hände und Arme ausgestreckt senkrecht zur Decke. Falten Sie sie über der Brust. Schieben Sie die Hände so weit zur Decke wie Sie können und lösen Sie dabei die Schulterblätter. Drücken Sie zusätzlich die Ellenbogen auseinander, so dass Sie nur noch auf der Wirbelsäule liegen und Ihren Rücken schön auseinanderziehen. Atmen Sie ruhig und tief.

5. Übung, Entspannen: Ziehen Sie sich zu einem kleinen Päckchen zusammen. Ziehen Sie die Knie soweit ran, wie Sie können und die Oberschenkel an den Oberkörper. Rollen Sie sich richtig zusammen und heben Sie den Rücken vom Boden. Schaukeln Sie auf dem unteren Rücken vor und zurück und dann von rechts nach links. Massieren Sie damit Ihren Rücken und genießen Sie das Gefühl.

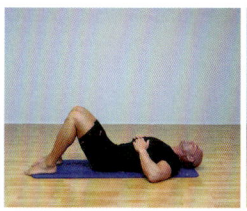 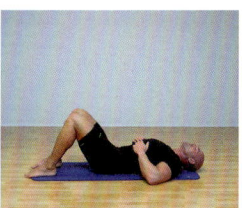 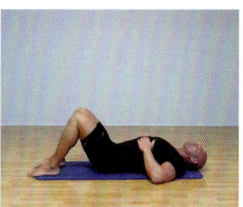 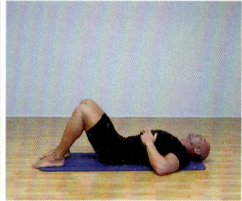

1. Übung

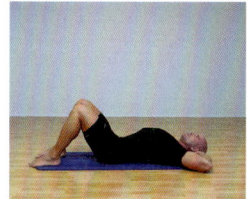 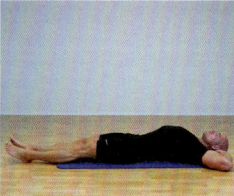 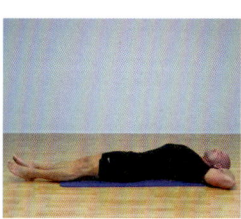

2. Übung

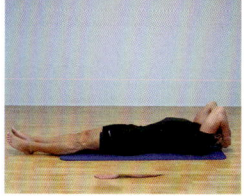 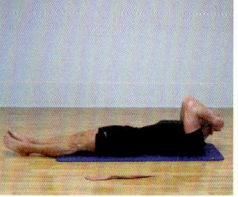 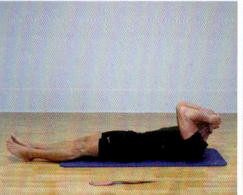 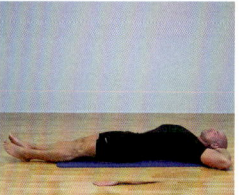

3. Übung

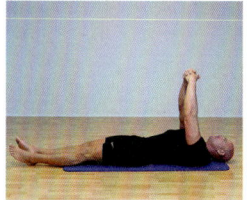 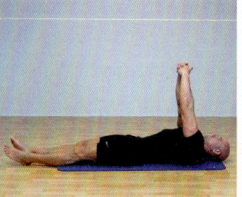 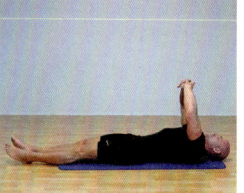

4. Übung

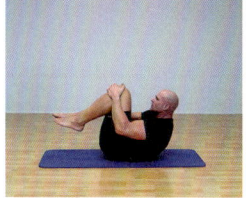 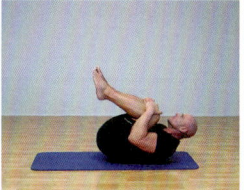 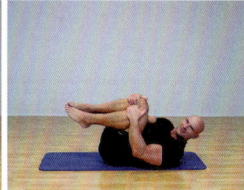 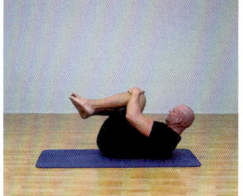

5. Übung

Woche 4 – Die letzte Woche, bevor es endgültig weitergeht!

Wenn Sie das lesen, ist es mir gelungen, Sie bei der Stange zu halten und dazu zu bewegen, jeden Tag etwas für sich zu tun! Lassen Sie uns die letzte und anstrengendste Woche starten und intensiv arbeiten.

Woche 4 – Tag 1: Brust und Bauch

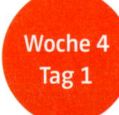

1. Übung, Brust und Bauch: Sie gehen in den Vierfüßlerstand. Arme breit aufgestellt. Sie machen eine Minute Liegestütz auf den Knien, die Arme sehr breit. Spannen Sie den Bauch an und ziehen Sie ihn kräftig ein dabei.

2. Übung, Brust: Versuchen Sie nun eine „echte" Liegestütz. Auch wenn es nur ein paar Zentimeter sind. Trauen Sie sich. Bleiben Sie mit den Armen in der Position aus der 1. Übung. Strecken Sie nun die Beine aus und machen Sie den ganzen Körper bretthart. Versuchen Sie so viele Liegestütz wie Sie können.

3. Übung, Brust: Kommen Sie auf die Knie. Nehmen Sie die Arme angewinkelt in die Waagrechte. Bringen Sie die Unterarme und die Ellenbogen vor dem Gesicht zusammen und versuchen Sie dabei die Brust rauszudrücken. Stolze Brust. Arme aufziehen und wieder vor der Brust zusammendrücken. Eine Minute.

4. Übung, Bauch: Gehen Sie wieder in die Liegestütz, auf die Füße. Wieder den ganzen Körper bretthart machen und alles anspannen. Sie machen jetzt keine Liegestütz. Sie spannen nur den Körper an und bleiben in der Haltung, so lange Sie können. Wenn Sie es können, dann wippen Sie mit dem Po ein bisschen auf und ab. Spüren Sie Ihren Bauch.

5. Übung, Bauch: Bleiben Sie in der 4. Übung. Bleiben Sie im ganzen Körper angespannt. Lösen Sie erst das rechte Bein und dann das linke Bein in die Luft. Halten Sie die Spannung und wechseln Sie die Beine immer ab, wenn Sie nicht mehr können. Sie bleiben in dem Stütz und spannen den Bauch an.

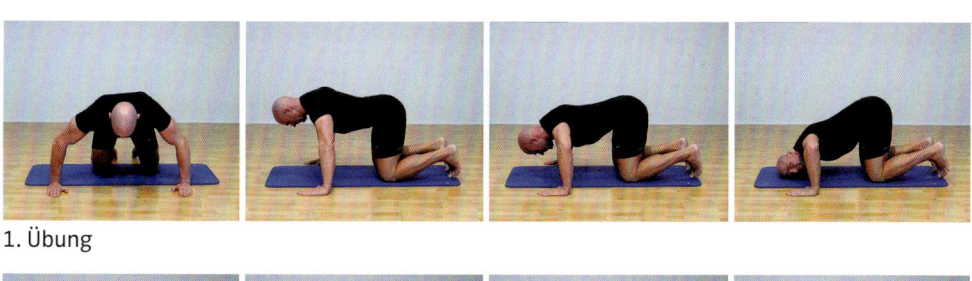

1. Übung

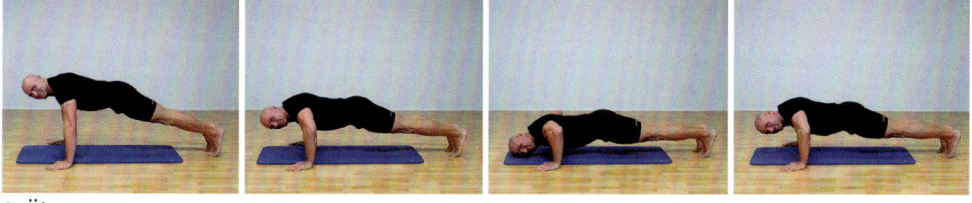

2. Übung

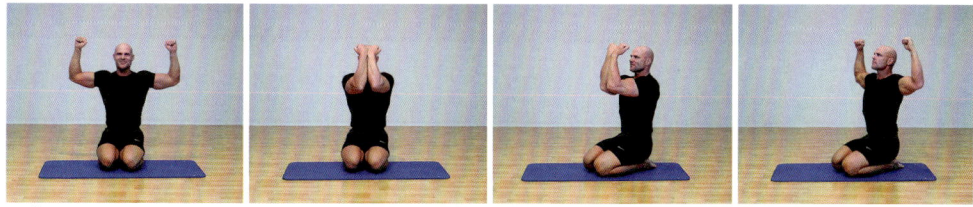

3. Übung

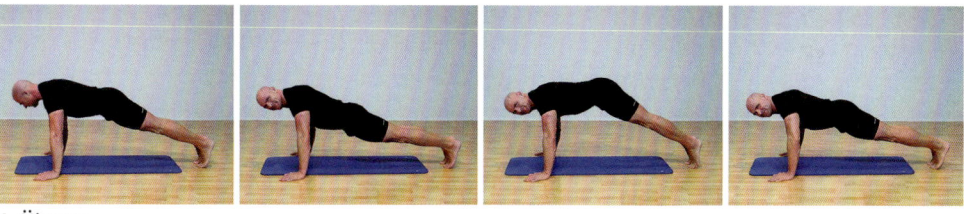

4. Übung

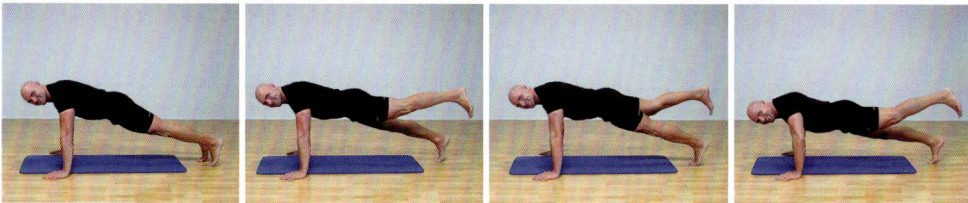

5. Übung

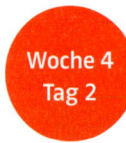

**Woche 4
Tag 2**

Woche 4 – Tag 2: Vorderer Oberschenkel

Heute wird es ein bisschen anstrengend. Nicht nur für die Beine, sondern für den gesamten Körper. Wir nehmen uns der Grundspannung an und treiben mal ein paar Schweißperlen auf die Stirn.

1. Übung, vorderer Oberschenkel: Stellen Sie sich aufrecht und hüftbreit hin. Nehmen Sie die Hände und Arme ausgestreckt vor sich. Spüren Sie Ihren Bauch. Machen Sie eine Minute leichte Kniebeuge: den Po nach hinten schieben und leicht in die Knie gehen, das Knie niemals über die Zehenspitzen schieben.

2. Übung, vorderer Oberschenkel: Bleiben Sie in der 1. Übung. Gehen Sie recht tief in die Knie und halten Sie Ihre Arme weiterhin ausgestreckt vor sich. Spannen Sie den Bauch und den Po an. Bleiben Sie nun in der 45-Grad-Kniebeuge und fangen Sie dort in der Spannung an zu wippen. Eine Minute in der Spannung wippen.

3. Übung, vorderer Oberschenkel: Sie wippen wie in der 2. Übung beschrieben weiter, nehmen aber die Arme nun waagrecht zur Seite raus. Wippen Sie weiter und halten Sie die Spannung im ganzen Körper aufrecht.

4. Übung, vorderer Oberschenkel: Verlagern Sie nun Ihr Körpergewicht auf das linke Bein, bleiben Sie in der 45-Grad-Kniebeuge und wippen Sie weiter.

5. Übung, vorderer Oberschenkel: Letzte Minute, Endspurt. Verlagern Sie nun Ihr Körpergewicht auf das rechte Bein und bleiben Sie in der 45-Grad-Kniebeuge und wippen Sie weiter. Das ist sehr anstrengend.

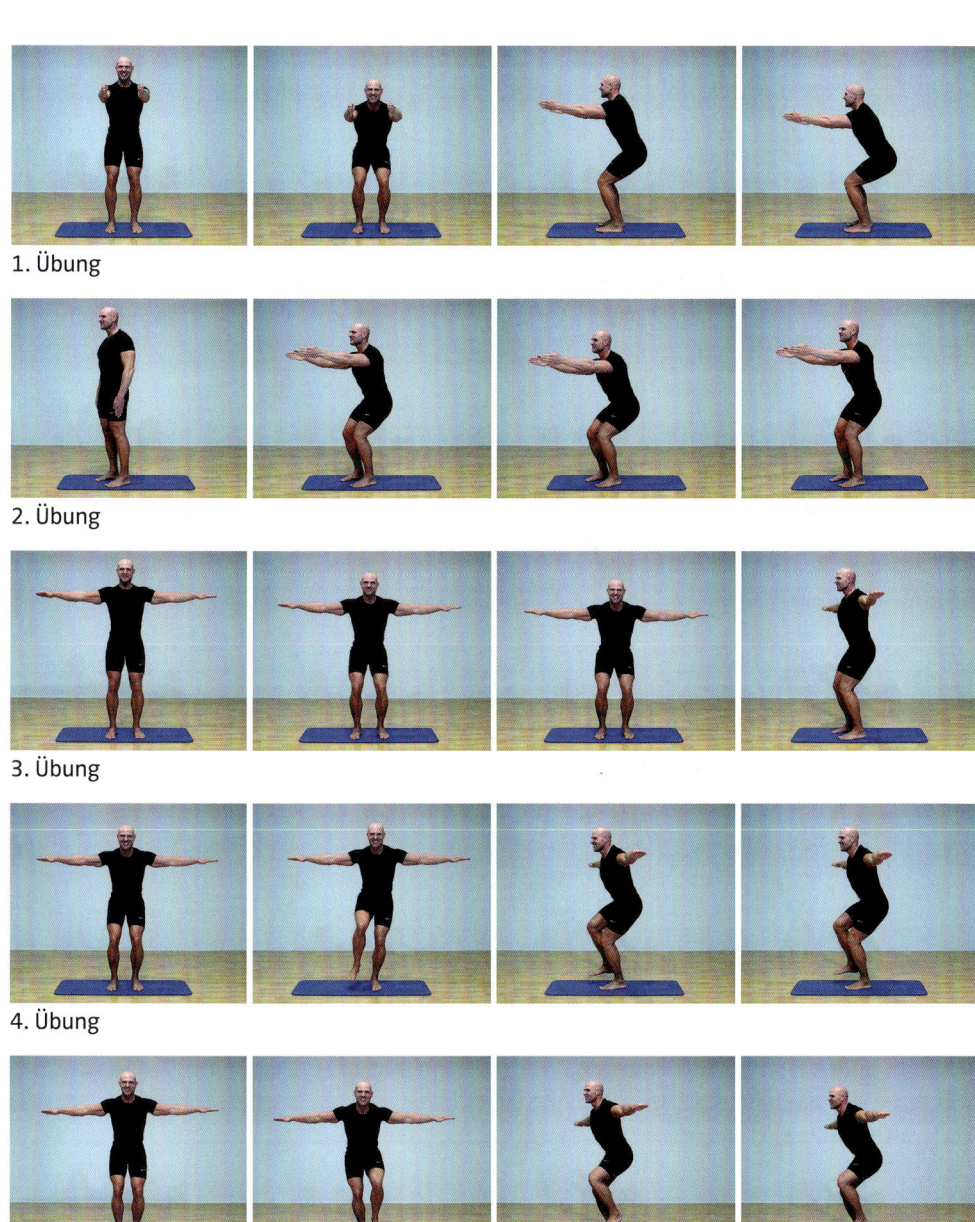

1. Übung

2. Übung

3. Übung

4. Übung

5. Übung

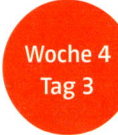

Woche 4
Tag 3

Woche 4 – Tag 3: Rücken und Bizeps

1. Übung, Rücken: Sie stehen hüftbreit. Knie leicht gebeugt, Po leicht nach hinten geschoben. Eine Minute nach hinten Schulterkreisen, für mich die beste Rückenübung der Welt.

2. Übung, Rücken: Strecken Sie die Arme waagrecht auf Schulterhöhe vor sich aus. Ziehen Sie die Arme angewinkelt so weit nach hinten wie Sie können und pressen Sie hinten die Schulterblätter zusammen. Strecken Sie die Arme wieder aus und ziehen Sie sie wieder zurück. Eine Minute vor und zurück und gern die Hände vorne kreuzen, damit zusätzlich eine Brustspannung entsteht.

3. Übung, Rücken: Lassen Sie die Arme wie in der 2. Übung hinten. Pressen Sie waagrecht nach hinten und drücken Sie fest die Schulterblätter zusammen. Nehmen Sie nun die Hände und Unterarme 45 Grad nach unten, so dass die Ellenbogen leicht nach hinten oben zeigen. Schieben Sie nun die Ellenbogen weiter nach hinten oben und lösen Sie kurz. Kurze Wiederholungen in die Spannung hinein.

4. Übung, Rücken: Nehmen Sie die Hände an die vorderen Oberschenkel. Gehen Sie mit den Händen und einem Rundrücken an die Knie. Machen Sie sich richtig rund. Schieben Sie die Wirbelsäule Richtung Decke. Bleiben Sie mit den Händen an den Knien. Machen Sie sich rund, Wirbelsäule an die Decke und wieder gerade. Rund und gerade.

5. Übung, Bizeps: Winkeln Sie die Arme an und strecken Sie sie wieder im Stand. Versuchen Sie schnelle Wiederholungen zu machen, so viele Sie können. Immer wieder den Arm komplett strecken und beugen und dabei anspannen! Die letzten zehn Sekunden halten Sie die Anspannung und drücken nach.

Mein Tipp: Versuchen Sie bitte mal ein Rückenfit von mir im Online-Portal! Es lohnt sich. Ihr Rücken und Ihre Wirbelsäule sind anschließend wie neu, versprochen!

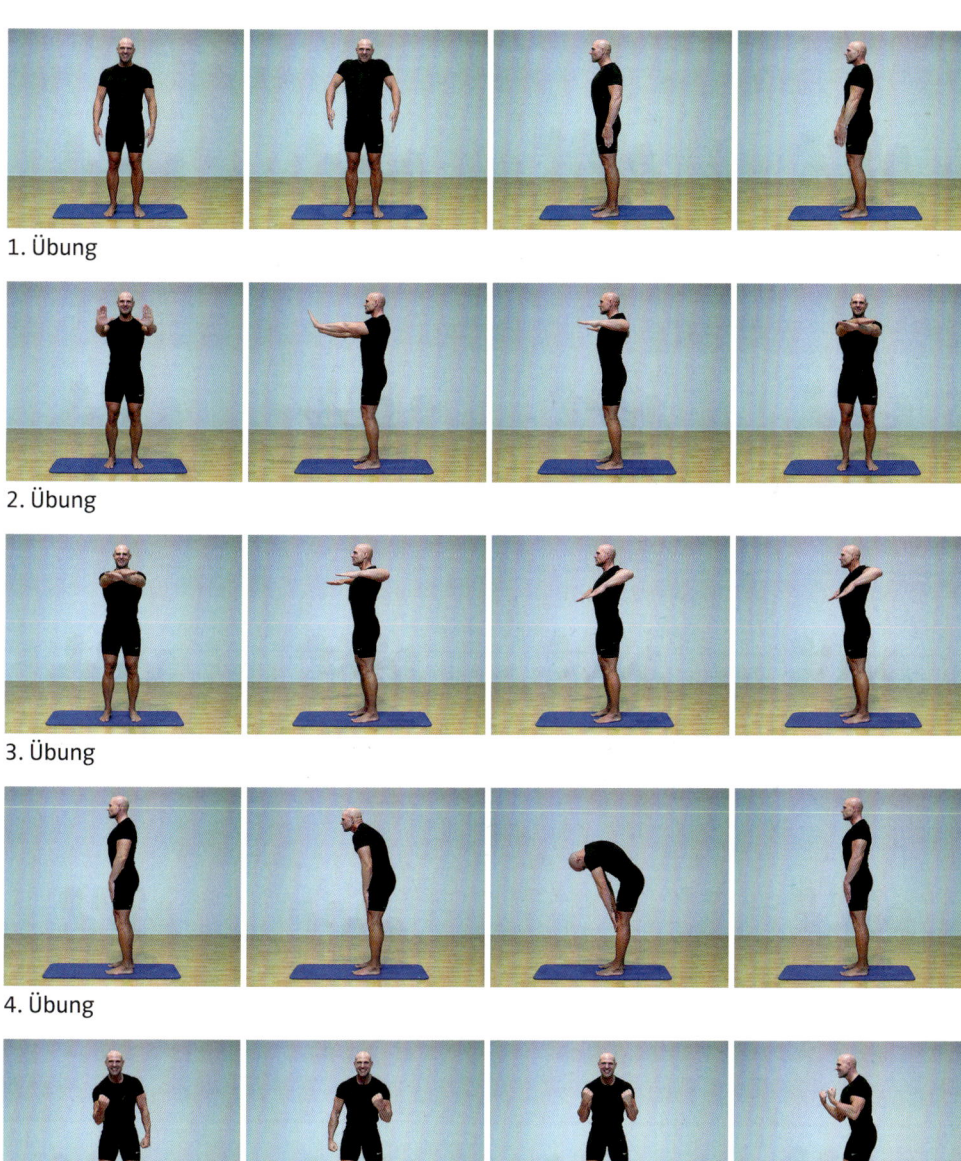

1. Übung

2. Übung

3. Übung

4. Übung

5. Übung

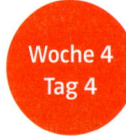

Woche 4
Tag 4

Woche 4 – Tag 4: Bauch

Heute nehmen wir uns noch einmal sehr intensiv den Bauch vor. Ihr Bauch kann mehr, als Sie denken, und braucht das auch. Viel Spaß!

1. Übung, Bauch: Sie liegen auf dem Rücken. Stellen die Füße auf. Nehmen die Hände und Arme Richtung Knie. Schieben bzw. rollen Sie den Oberkörper so weit nach vorn wie Sie können, so dass die Hände über die Knie kommen und der untere Rücken auf dem Boden (!) bleibt. Wippen Sie nur vor. Eine Minute nicht mehr lösen, nur vor wippen.

2. Übung, Bauch: Nehmen Sie nun zusätzlich zur 1. Übung die Beine in die Luft. Angewinkelt 90 Grad, Füße überkreuz und die Wiederholungen aus der 1. Übung werden weitergemacht, ohne Pause.

3. Übung, Bauch: Sie legen den Oberkörper ab, wenn Sie wollen, und schieben nun die Füße rechts, links und den Po gleich mit. Taille und unterer Bauch werden belastet. Sollten Sie es schaffen, dann lassen Sie den Oberkörper gelöst, während Ihr Po und die Füße rechts – links gehen.

4. Übung, Bauch: Bleiben Sie auf dem Rücken liegen. Nehmen Sie beide Hände unter den Po, so dass der Po etwas erhöht liegt. Nehmen Sie die Beine in die Luft und strecken Sie im Wechsel die Beine von sich weg.

5. Übung, Bauch: Versuchen Sie die Beine ausgestreckt 45 Grad nach vorne zu strecken und dort zu halten. Wenn es geht, können Sie ein bisschen mit den Beinen auf und ab paddeln. Aber Vorsicht, das ist schwer. Die Hände liegen immer noch unter dem Po und die Beine sind gestreckt.

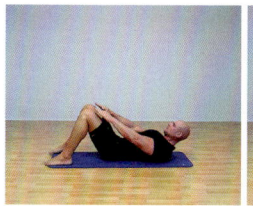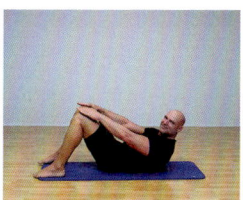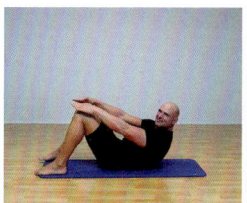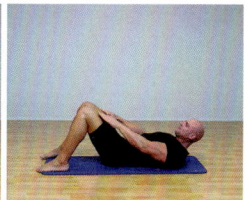

1. Übung

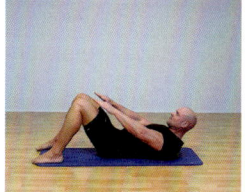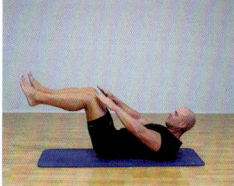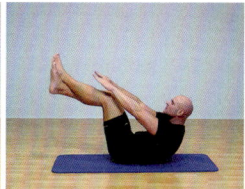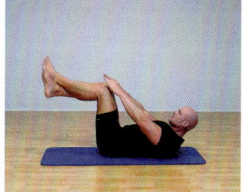

2. Übung

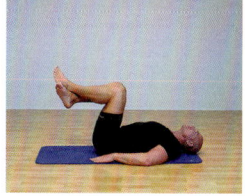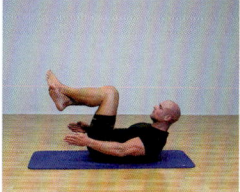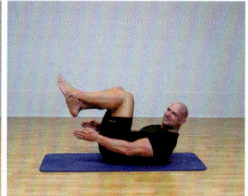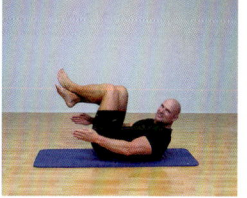

3. Übung

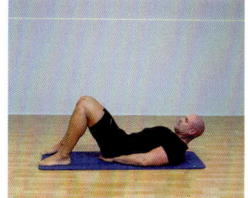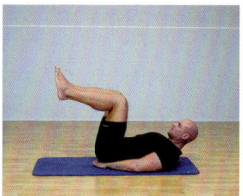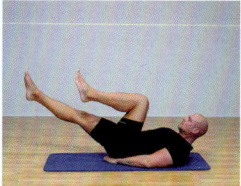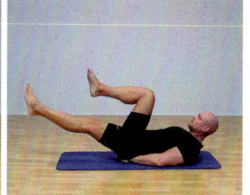

4. Übung

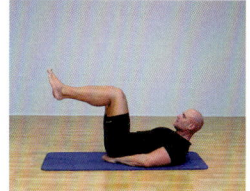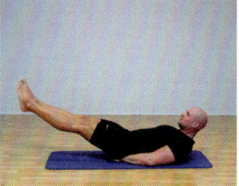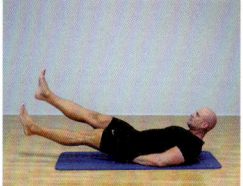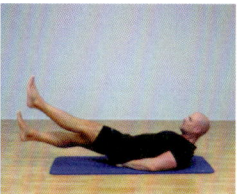

5. Übung

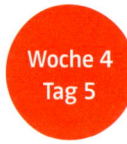

**Woche 4
Tag 5**

Woche 4 – Tag 5: Schultern und Trizeps

Nicht dass Sie denken, dass übermorgen alles vorbei ist, nein! In zwei Tagen haben wir einen neuen Grundstein gelegt und starten weiter durch in eine bewegte Zukunft. Sie sind auf jeden Fall bereit für ein paar Übungen mehr, und ich hoffe, Sie haben auch schon das ein oder andere Video im Online-Portal gemacht. Es lohnt sich!

1. Übung, Schultern: Stehend intensives Schulterkreisen. Sie wissen, worauf es ankommt.
2. Übung, Schultern: Nehmen Sie die Hände ausgestreckt waagrecht vor sich. Lassen Sie die kompletten Arme vor sich kreisen. Eine Minute.
3. Übung, Schultern: Etwas fürs Hirn. Lassen Sie die Arme in entgegengesetzter Richtung kreisen. Den einen nach links, den anderen nach rechts.
4. Übung, Schultern: Nehmen Sie die Arme seitlich waagrecht. Wippen Sie in der Spannung auf und ab.
5. Übung, Trizeps: Setzen Sie sich auf den Po. Nehmen Sie die Hände neben den Po. Stellen Sie die Füße auf und heben Sie den Po vom Boden. Gehen Sie nun mit dem Po ein Stück nach vorn, so dass Sie die Arme beugen können. Beugen und strecken Sie die Arme eine Minute, gern auch länger.

Training soll Spaß machen. Es soll Sie fordern und fördern, aber nicht kaputt machen. Viel bringt nicht immer viel, das gilt auch hier. Sie merken, Sie müssen keine Gewichte nutzen, man kann den Muskel auch ohne Gewichte fordern. Es hat trotzdem einen Effekt.

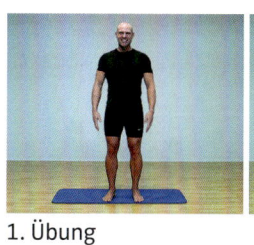 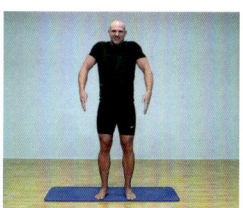 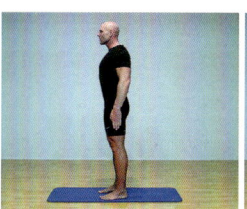 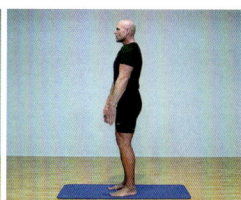

1. Übung

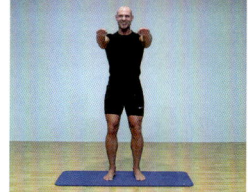 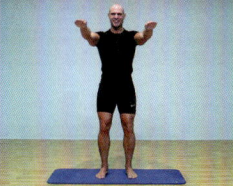 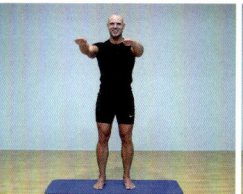 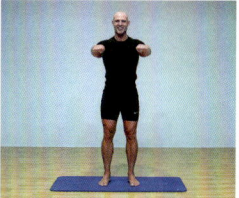

2. Übung

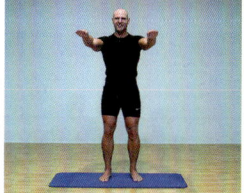 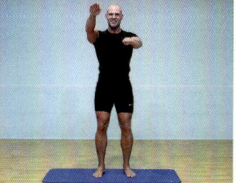 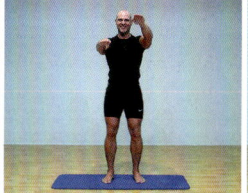 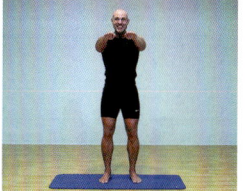

3. Übung

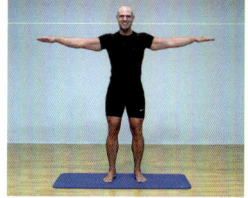 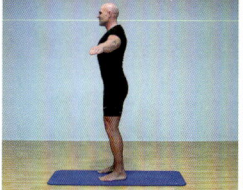 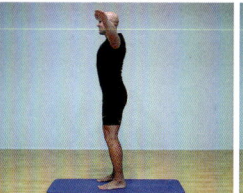 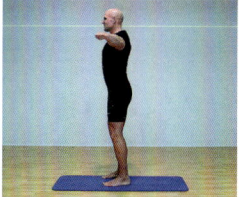

4. Übung

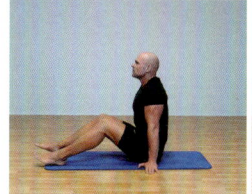 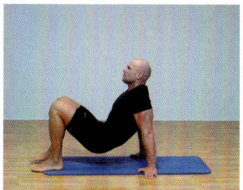 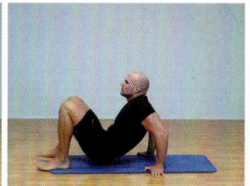 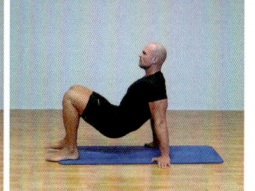

5. Übung

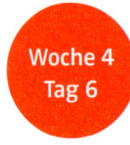

**Woche 4
Tag 6**

Woche 4 – Tag 6: Po und hinterer Oberschenkel

Wahnsinn! Vorletzter Tag, letztes Muskeltraining. Lassen Sie es uns genießen. Wir brennen noch einmal den Po und den hinteren Oberschenkel weg. Los geht's!

1. Übung, Po: Sie stehen aufrecht. Nehmen Sie ein Bein nach hinten und lassen es schweben. Im Standbein leicht gebeugt stehen. Nehmen Sie die Arme waagrecht vor sich. Schieben Sie nun eine Minute das Bein nach hinten und spannen Sie den Po an.

2. Übung, Po: Sie stehen immer noch aufrecht. Nehmen Sie nun das andere Bein nach hinten und lassen Sie es schweben. Standbein leicht gebeugt. Arme waagrecht vor sich. Schieben Sie nun eine Minute das andere Bein nach hinten und spannen Sie den Po an.

3. Übung, Po: Sie gehen in den Vierfüßlerstand. Nehmen Sie ein Bein ausgestreckt waagrecht nach hinten. Heben Sie es an und lassen Sie es ab. Immer in Spannung halten. Auf und ab. Eine Minute.

4. Übung, Po: Sie bleiben im Vierfüßlerstand. Nehmen Sie das andere Bein ausgestreckt, waagrecht nach hinten. Heben Sie es an und lassen Sie es ab. Immer in Spannung halten. Auf und ab. Eine Minute.

5. Übung, hinterer Oberschenkel: Legen Sie sich ausgestreckt auf den Bauch. Winkeln Sie abwechselnd die Beine an und ziehen die Fersen abwechselnd zum Po. Spannen Sie dabei den hinteren Oberschenkel an.

Der Po brennt. So soll es sein, der Muskelkater kommt, und der Körper braucht Eiweiß. Gönnen Sie sich, was Sie brauchen. Sie haben es sich verdient!

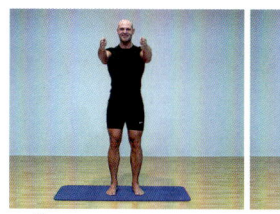 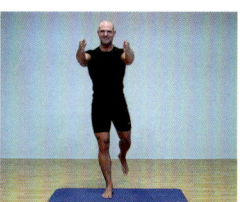 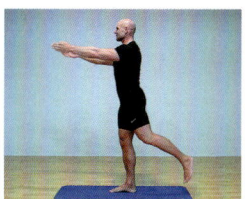 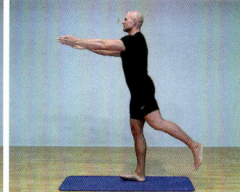

1. Übung

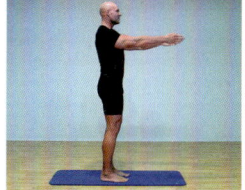 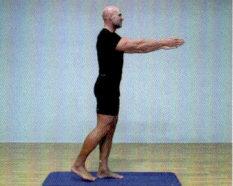 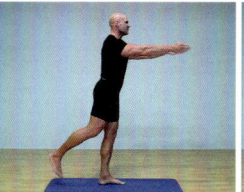 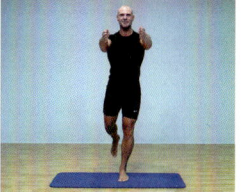

2. Übung

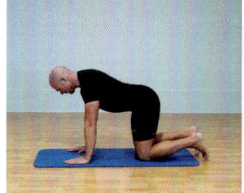 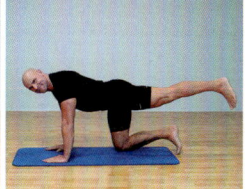 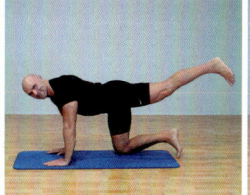 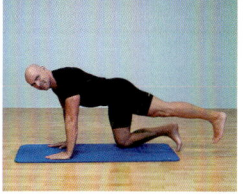

3. Übung

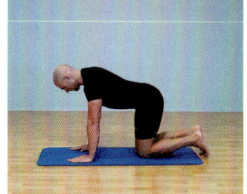 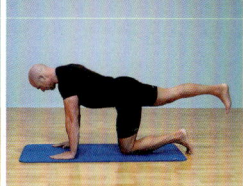 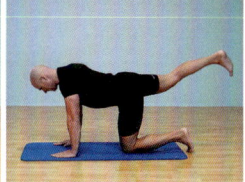 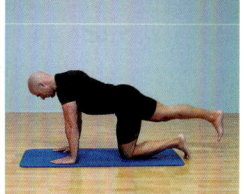

4. Übung

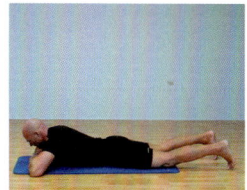 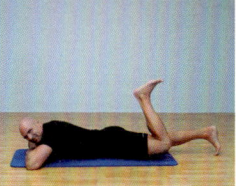 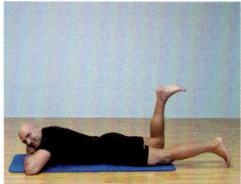 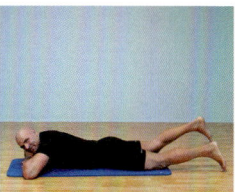

5. Übung

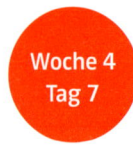

**Woche 4
Tag 7**

Woche 4 – Tag 7: Entspannung

Kein Grund zum Traurigsein! Wir sehen uns ja wieder – wenn Sie wollen. Die App deinstalliert sich nicht von allein, und das Online-Portal ist auch noch da. Somit haben Sie ab sofort immer die Möglichkeit, mit mir etwas für sich zu tun. Nutzen Sie es. Ich bin auch weiterhin als Ihr Coach für Sie da. Schreiben Sie mir!

1. Übung, Atmen: Legen Sie sich auf den Rücken, nehmen Sie die Hände auf den Bauch. Atmen Sie tief und ruhig in den Bauch und denken Sie dran, eine Sekunde länger aus- als einzuatmen. Atmen Sie durch die Nase ein und durch den Mund aus.
2. Übung, Dehnen: Legen Sie sich auf eine Seite. Greifen Sie mit der oberen Hand den Knöchel des oberen Beins. Ziehen Sie den Knöchel so weit nach hinten wie Sie können, ziehen Sie nicht den Fuß zum Po, sondern vom Körper weg, so dass Sie eine Dehnung im Hüftbeuger, also in der Hüfte spüren. Halten Sie 20 bis 30 Sekunden, dann lösen und wiederholen.
3. Übung, Dehnen: Drehen Sie sich auf die andere Seite und führen Sie die 2. Übung auf der anderen Seite durch.
4. Übung, Dehnen: Legen Sie sich auf den Rücken. Strecken Sie die Arme über sich, legen Sie die Arme nach oben ab und bilden Sie mit den Armen ein großes V. Schieben Sie die Arme so weit weg wie Sie können. Legen Sie die Handflächen auf dem Boden ab. Ziehen Sie sich richtig groß. Spüren Sie die Brust und den Rücken.
5. Übung, Dehnen: Nehmen Sie zur 4. Übung noch die Beine weit auseinander und bilden Sie ein V mit den Beinen. Sie sehen jetzt aus wie ein großes X. Schieben Sie alles von sich weg, als ob jemand an Ihnen zieht. Halten Sie jeweils die Spannung für 20 Sekunden, dann lösen. Wiederholen Sie dies zweimal.

Anschließend legen Sie sich einfach auf die Matte, entspannen ein bisschen und genießen die Anstrengung! Sie haben es geschafft, ich bin megastolz auf Sie!

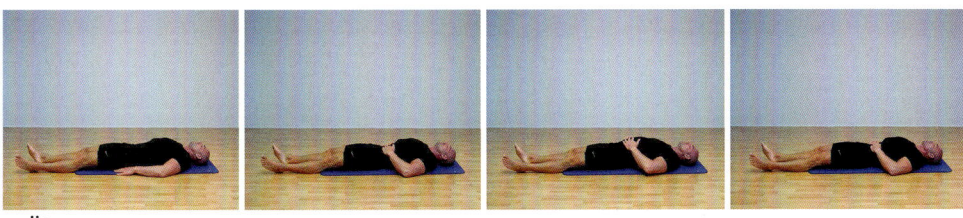

1. Übung

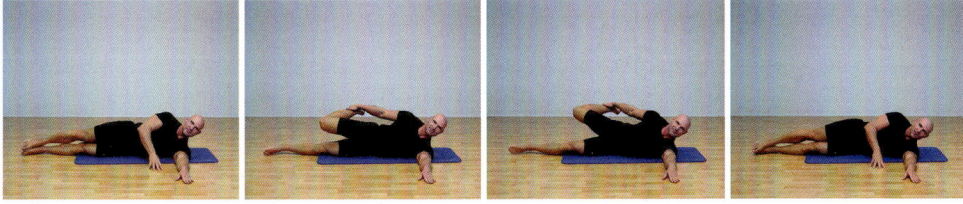

2. Übung

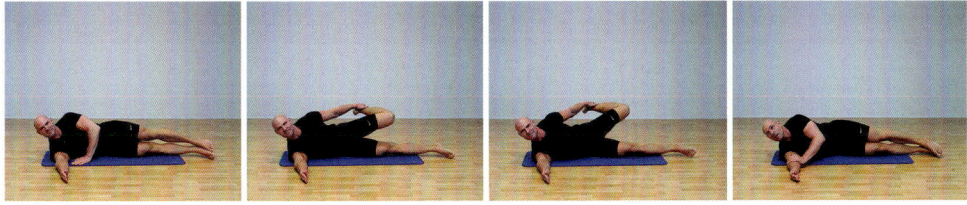

3. Übung

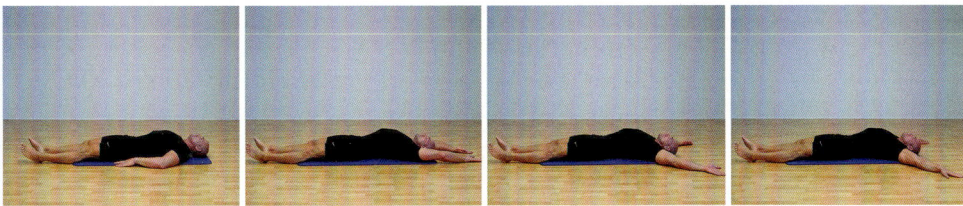

4. Übung

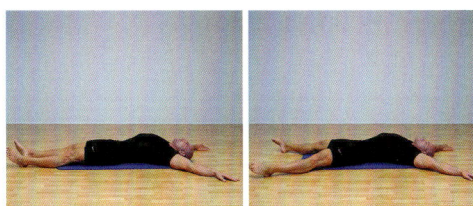

5. Übung

Status quo?

Wie geht es Ihnen? Was macht das Detoxen? Was machen Ihre Ess- und Trinkgewohnheiten? Spüren und sehen Sie die ersten Veränderungen? Was macht die Beweglichkeit und die Aktivität? Spüren Sie eine Verbesserung der Ausdauer?

Das Geniale an unserem Körper ist, dass er verzeihen kann, wenn wir ihn richtig behandeln und ihm die richtigen Reparaturstoffe geben. Was ich Ihnen dazu unbedingt noch sagen möchte: Haben Sie Geduld mit sich und Ihrem Körper! Auch wenn es schwerfällt. Es hat Jahre, Jahrzehnte gebraucht, damit Ihr Körper so wurde, wie er heute ist, und es wird auch einige Zeit dauern, bis er neue Impulse annimmt, umsetzt und sich verändert. Sollten Sie mein Programm umgesetzt haben, dann wird er Reaktionen zeigen. Es ist kein Projekt für nur vier Wochen, sondern ein Lebensstil mit einem ganz besonderen Ziel. Ihr Körper wird Sie dafür belohnen, dass Sie nicht aufgegeben haben.

Meine Empfehlung für Sie: Das sind jetzt die Schritte in eine neue Zukunft:
1. Standort bestimmen – Ist-Aufnahme machen (ggf. Bild machen!) → Seite 38
2. Ziel definieren und visualisieren – in Gedanken manifestieren! → Seite 38
3. Alles Notwendige besorgen – (alle) Nährstoffe zulegen, siehe Tabelle → Seite 6
4. Detoxen, aber richtig! 7 Tage, Augen zu und durch! → Seite 94
5. Die Bewegung integrieren – Rituale schaffen, feste Zeiten einplanen! → Seite 96
6. Neue Verhaltens-, Bewegungs-, Denkmuster schaffen → Seite 98

7. Umsetzen – dauerhaft! Mindestens 4 Wochen durchziehen!
   → Seite 102
8. Wir haben einen Lifestyle erschaffen! Das sollte das Ziel sein!
9. Erleben Sie es! Freuen Sie sich über jedes Training, über jeden Tag!
10. Spüren Sie: Ihr Körper verändert sich – mental, körperlich, geistig

Ich hoffe sehr, dass es mir gelungen ist, Ihnen Lust auf mehr zu machen. Wenn Sie sich jetzt mit sich, Ihrem Körper und Ihrer Gesundheit auseinandersetzen und nachforschen, dann habe ich mein Ziel erreicht. Etwas Neues über sich zu lernen ist das beste Anti-Aging, das Sie machen können. Jugend beginnt im Kopf und mit Neugier und Lernen.

Mir selbst bleibt nur noch, Ihnen alles Gute zu wünschen und für Sie da zu sein. Nehmen Sie mein Angebot an und bleiben Sie mit mir in Kontakt.

Herzlichst Ihr

Danksagung

Wer mich kennt, weiß, dass Danke sagen nicht zu meinen Stärken gehört. Nichtsdestotrotz möchte ich mich aufs Tiefste bedanken: bei sehr vielen und mir sehr wichtigen Menschen, ohne die dieses Buch nicht möglich gewesen wäre.

Wie das immer so ist, hinter einem starken Mann steht eine noch stärkere Frau, um ihm den Rücken freizuhalten, und das ist auch bei mir der Fall. Meiner Frau gebührt ein ganz großes liebevolles Danke, dass sie sich in der Zeit des Schreibens und Videodrehens um alles und vor allem so liebevoll um unsere drei Kinder gekümmert hat, die sehr lange auf mich verzichten mussten. Auch wenn sie es jetzt noch nicht lesen können, hoffe ich, dass sie es irgendwann lesen werden und verstehen, warum Papa nicht so viel Zeit hatte, als sie klein waren. Jungs, ich liebe euch, und danke, dass es euch gibt.

Wer dieses Buch und seinen Inhalt mit möglich gemacht hat, ist einer meiner besten Freunde und für mich „der Einstein der Medizin", das wandelnde Medizinlehrbuch und -lexikon, Dr. med. Volker Zitzmann, Facharzt für Orthopädie und Unfallchirurgie mit unzähligen Weiterbildungen auf anderen Gebieten wie Ernährungsmedizin, Akupunktur, Sportmedizin und, und, und. Ein supertoller Arzt! Danke, Volker, für alles!

Das Buch ist ja nur ein Teil des großen Ganzen. Im Hintergrund passiert so viel, was der Leser gar nicht sieht. Angefangen beim Verlag, dem mein großer Dank für das große Vertrauen gilt, das in mich gesetzt wird, über meine Ansprechpartnerin im Verlag Katja-Maria Koschate, die mich in meinem unverblümten Stil fast unverändert schreiben lässt, bis hin zu Torsten Hilt und Lisa May, denen mein großer Dank für die tolle Zusammenarbeit bei Vertrieb und Marketing gilt, sowie meiner Lektorin Linda Strehl, die es nicht leicht mit mir hat – aber wir haben immer wieder zusammengefunden.

Wieder im Hintergrund mitgelesen, genörgelt, ermutigt und korrigiert haben viele tolle Menschen, bei denen ich mich auch bedanken möchte, angefangen bei Andrea Kossmann (Kossi), Marianne Gruschke, Maria Gross und Marina Bartel.

Ebenfalls im Hintergrund sehr aktiv am Buch mitgearbeitet haben ein paar extrem tolle und wichtige Menschen und mehr als sehr gute Freunde, die sehr viel Zeit für dieses Projekt opferten, damit es eine runde schöne Sache wird:

Simon Meurer, der sich eine Wahnsinns-Arbeit mit der App und dem Design gemacht hat. Danke, Simon, fürs Mitlesen und deinen Einsatz und deine Zeit. Super Job!

Bastian Frank, der zusammen mit Sven Reifschneider das Online-Portal für Sie aufgebaut hat, pflegt und bearbeitet. Bastian ist auch verantwortlich für Videoschnitt, Design und Inhaltspflege. Ein Mann, der einfach unbezahlbar ist und den ich zum Glück einen meiner besten Freunde nennen darf.

Linda Haus, die sehr viel Zeit mit Korrekturlesen, Anmerken und Fragenstellen verbracht hat und dafür gesorgt hat, dass die Videos für Sie lustig werden. Linda ist die Frau im Hintergrund, die dafür sorgt, dass die Bilder ins Buch und die Videos ins Online-Portal kommen, und das sind unzählige Arbeitsstunden. Danke, Linda, für deine Geduld und deine Genauigkeit. Tolle Arbeit! Ebenfalls mitgelesen und Bilder und Videos bearbeitet und mich auf den Bilder gut aussehen gelassen hat Tatiana Hoin. Danke, Tatiana, durch deine Bildbearbeitung sehe ich gleich noch mal fünf Jahre jünger aus!

Ich bin mir sicher, ich habe jemanden vergessen und nicht alle aufgezählt, aber wen auch immer ich vergessen habe: Es war keine böse Absicht! Definitiv nicht!

Der letzte Satz gehört meinen Eltern, ohne die es weder mich noch dieses Buch gegeben hätte. Danke für alles. Ich bin froh, dass es euch gibt und dass ich euch habe, und ich hoffe, dass ihr auch mithilfe dieses Buches noch lange bei uns bleibt.

Literatur

Burgerstein: Handbuch Nährstoffe, Vorbeugen und heilen durch ausgewogene Ernährung. Alles über Spurenelemente, Vitamine und Mineralstoffe. Trias Verlag 2012

Günther Jacobi, Hans Konrad Biesalski u. a.: Kursbuch Anti-Aging. Thieme Verlag 2004

Hans Konrad Biesalski: Vitamine und Minerale: Indikation, Diagnostik, Therapie. Thieme Verlag 2016

Hans Konrad Biesalski: Ernährungsmedizin. Nach dem neuen Curriculum Ernährungsmedizin der Bundesärztekammer. Thieme Verlag 2017

Hans Dietl, Gerhard Ohlenschläger: Handbuch der Orthomolekularen Medizin. Prävention und Therapie durch körpereigene Substanzen. Haug Verlag, 3. Auflage 2004

Alexander Römmler (Hrsg.): Hormone. Leitfaden für die Anti-Aging-Sprechstunde. Thieme Verlag 2014

Rüdiger Schmitt-Homm, Simone Homm: Handbuch Anti-Aging und Prävention. VAK Verlag 2014

Sabrina Schmidt, geb. Trier: „Effekte eines heimbasierten Trainingsprogramms bei unspezifischen Rückenschmerzen". Evidenzbasierte Analyse des „5-Minuten Rückentrainings" aus dem gleichnamigen Buch von Manuel Eckardt. Semesterarbeit am Institut für Sportwissenschaften, Bereich Sportmedizin, Johann-Wolfgang-Goethe Universität Frankfurt am Main. Betreuer: Dr. med. Andreas Rosenhagen und Prof. Dr. phil. Lutz Vogt. 2016